AYURVEDA

GUIA PRÁTICO PARA O EQUILÍBRIO E A CURA NATURAL

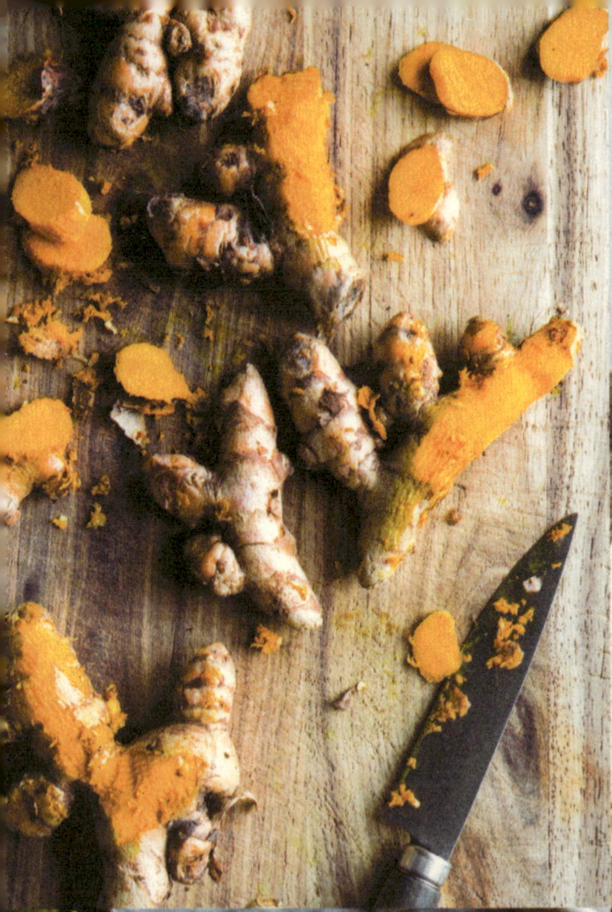
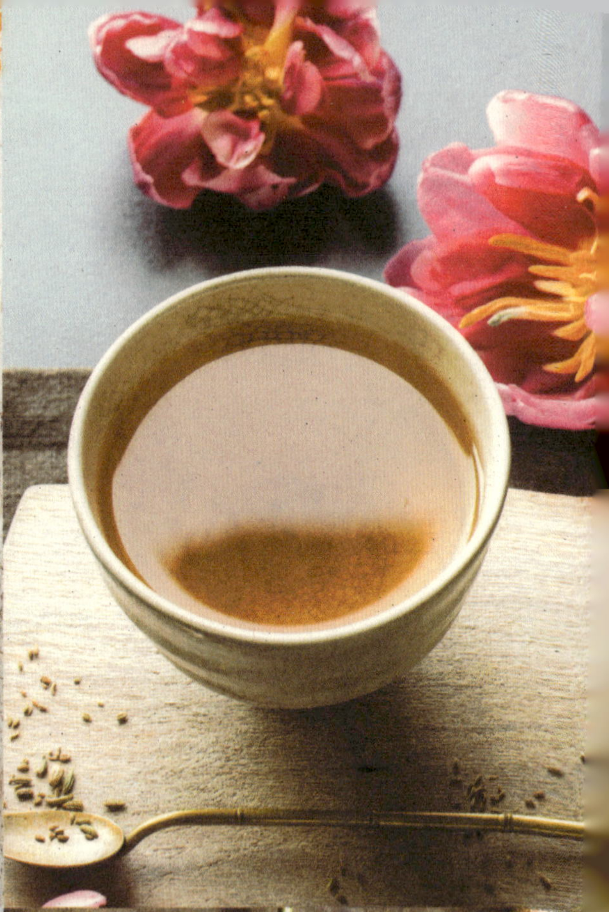
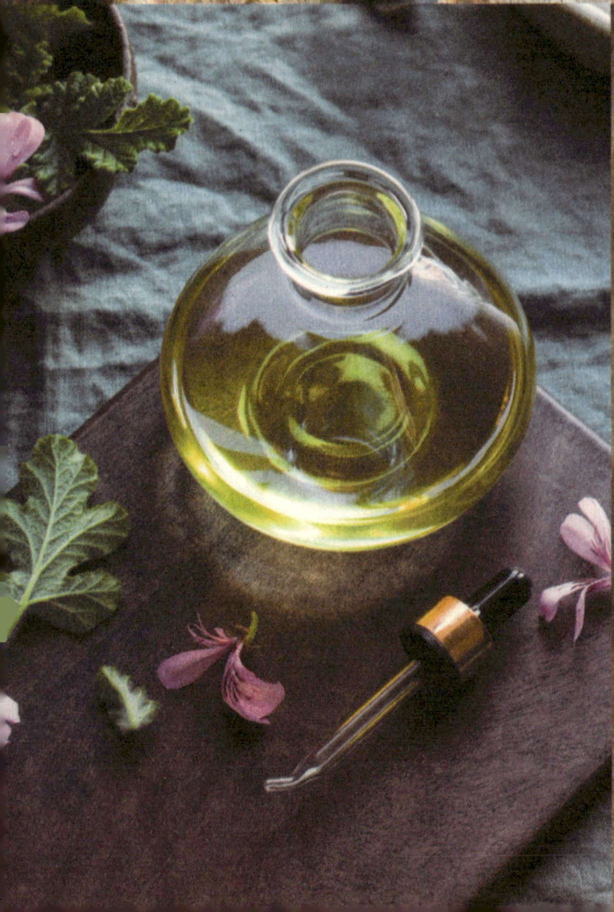
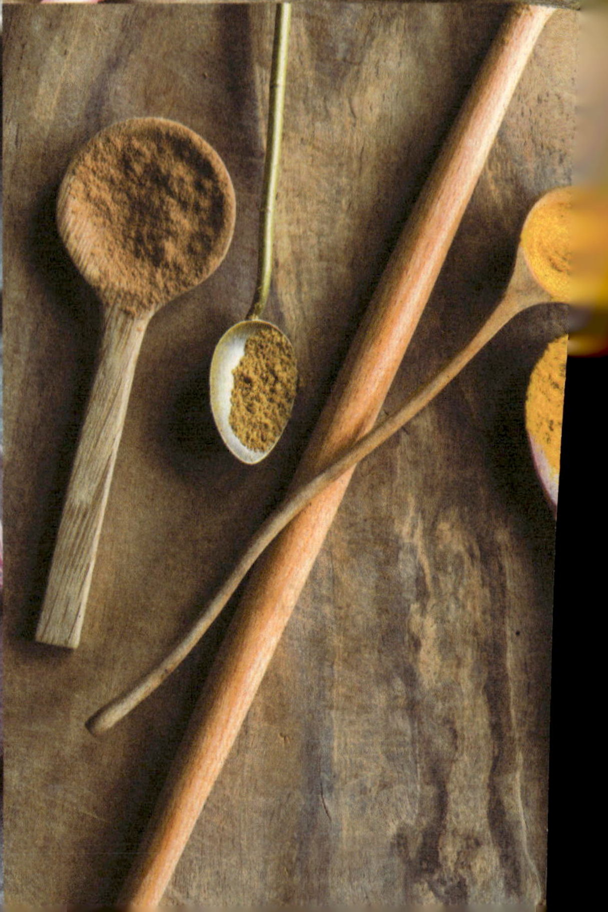

AYURVEDA

GUIA PRÁTICO PARA O EQUILÍBRIO E A CURA NATURAL

Princípios e Práticas Essenciais

Susan Weis-Bohlen

Tradução
Daniel Moreira Miranda

mantra.

Título original: *Ayurveda Beginner's Guide: Essential Ayurvedic Principles & Practices to Balance & Heal Naturally.* Publicado originalmente nos Estados Unidos, em 2018, pela Althea Press.

Grafia conforme o novo Acordo Ortográfico da Língua Portuguesa.

1ª edição, 2024.

Editores: Jair Lot Vieira e Maíra Lot Vieira Micales
Produção editorial: Karine Moreto de Almeida
Tradução: Daniel Moreira Miranda
Edição de texto: Fernanda Godoy Tarcinalli
Revisão: Brendha Rodrigues Barreto e Daniela Borges de Oliveira
Diagramação: Aniele de Macedo Estevo
Adaptação da capa: Karine Moreto de Almeida

Dados Internacionais de Catalogação na Publicação (CIP)
(Câmara Brasileira do Livro, SP, Brasil)

Weis-Bohlen, Susan
Ayurveda : guia prático para o equilíbrio e a cura natural : princípios e práticas essenciais / Susan Weis-Bohlen ; tradução Daniel Moreira Miranda. – 1. ed. – São Paulo : Mantra, 2024.

Título original: Ayurveda beginner's guide

ISBN 978-65-87173-23-8 (impresso)
ISBN 978-65-87173-24-5 (e-pub)

1. Alimentação saudável 2. Medicina ayurvédica 3. Terapia alternativa I. Título.

23-176650 CDD-615.53

Índice para catálogo sistemático:
1. Medicina ayurvedica :
Medicina alternativa : 615.53

Tábata Alves da Silva – Bibliotecária – CRB-8/9253

ABDR
EDITORA AFILIADA

mantra

São Paulo: (11) 3107-7050 • Bauru: (14) 3234-4121
www.mantra.art.br • edipro@edipro.com.br
@editoramantra

O livro é a porta que se abre para a realização do homem.

Jair Lot Vieira

Ao meu parceiro no ayurveda,
na vida e no amor,
meu coração – Larry

SUMÁRIO

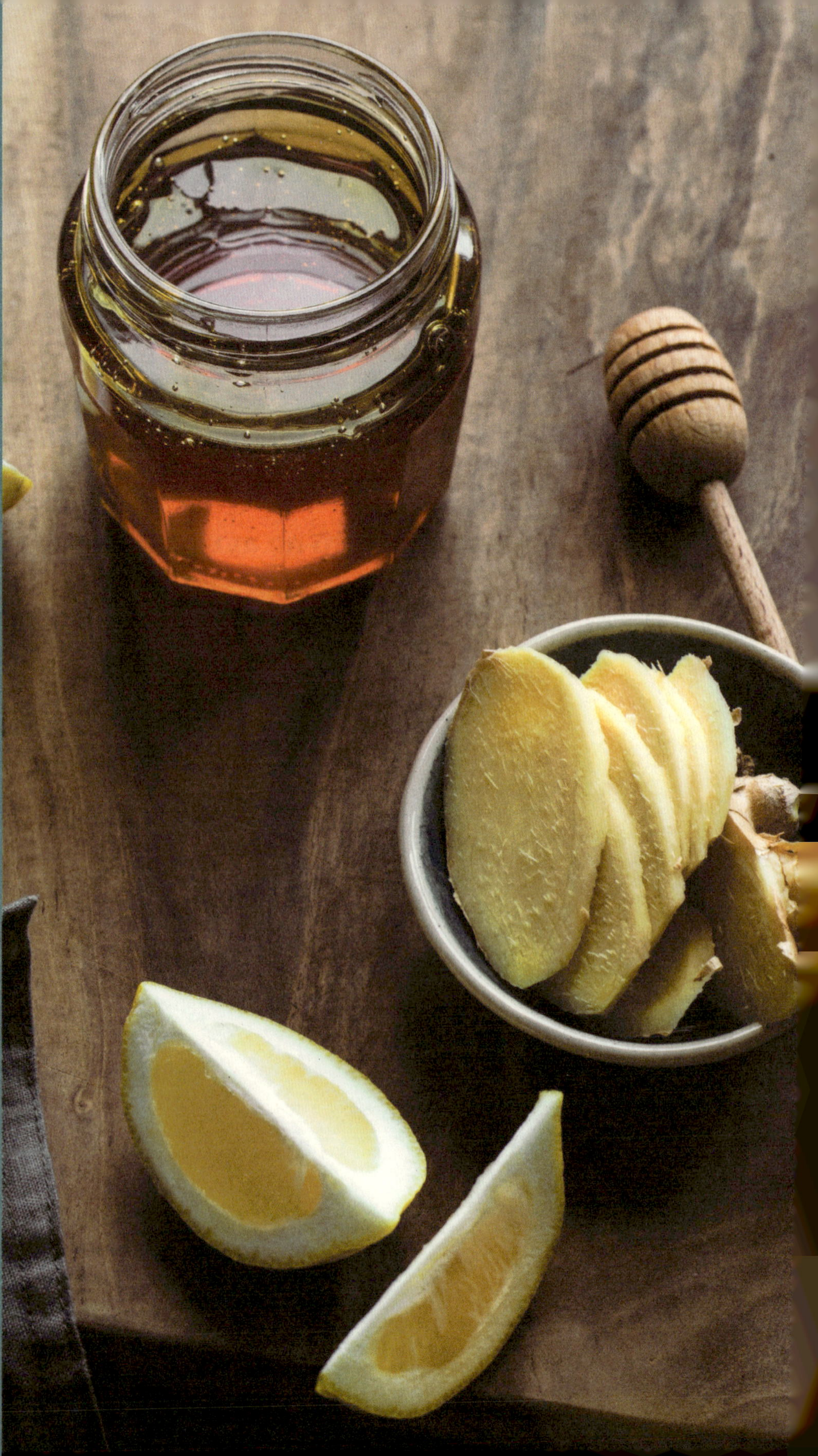

Prefácio à edição brasileira 9

Introdução 13

PARTE UM

Um antigo sistema de cura

Capítulo 1 Visão geral do ayurveda 20

Capítulo 2 O caminho para a cura e o bem-estar 36

Capítulo 3 Visão geral dos métodos de cura ayurvédicos 48

Capítulo 4 Prática moderada de 21 dias de ayurveda 64

PARTE DOIS

Uma grande variedade de métodos de cura ayurvédica

Capítulo 5 Receitas ayurvédicas de cura 80

Capítulo 6 Práticas de estilo de vida e posturas de yoga 108

Capítulo 7 Rituais e práticas espirituais 144

Capítulo 8 Ajustes sazonais e purificação para todas as estações 174

Capítulo 9 Ervas medicinais e remédios para enfermidades comuns 188

Apêndice A: Ingredientes ayurvédicos comuns 203

Apêndice B: As três qualidades universais e os cinco invólucros 207

Recursos 210

Referências 212

Índice de práticas, receitas e remédios 214

Índice 216

PREFÁCIO À EDIÇÃO BRASILEIRA

O cuidado com a saúde sempre foi tema de inúmeras pesquisas ao longo do desenvolvimento da humanidade, e hoje tem ganho mais destaque pelo fato de o avanço tecnológico ter possibilitado o aumento do tempo de vida. No entanto, esse aumento não veio, necessariamente, acompanhado de qualidade de vida.

Na faculdade de medicina, estudei profundamente as doenças e seus tratamentos, como diagnosticá-las precocemente por meio de exames de rotina, assim como preveni-las. Porém, pouco me foi ensinado sobre como conduzir meus pacientes a chegarem aos 80, 90 ou 100 anos com saúde e qualidade de vida.

No segundo ano da faculdade, tive contato com a medicina tradicional chinesa e aprendi um novo olhar para a saúde humana: como as emoções e os sentimentos impactam no funcionamento dos nossos órgãos e de nossas vísceras; a importância da alimentação; o uso de chás e especiarias; meditação; sono adequado; relações humanas; e hábitos na rotina diária, tanto no tratamento e na prevenção de doenças, como na promoção de saúde para o corpo humano.

Meus estudos seguiram nesse caminho. Fui estudar medicina tibetana no Men-Tsee-Khang, que é o Instituto de Medicina e Astrologia Tibetana em Dharamshala (Índia) e, em seguida, comecei meus estudos com o ayurveda, a medicina tradicional da Índia, em clínicas em Pune e Rishikesh.

Nessa caminhada, descobri que o ayurveda é o sistema de saúde mais antigo do mundo, ainda praticado em seu país de origem, tendo se espalhado por todo o planeta, e que recebe cada vez mais atenção de pesquisadores, os quais comprovam sua eficácia em artigos científicos modernos.

Um dos pontos em destaque seria a importância da saúde mental e do trato digestivo como base para a longevidade e a prevenção das mais variadas doenças.

Milhares de estudos atuais afirmam que um grande número de doenças, talvez a maior parte delas, pode surgir de um desequilíbrio do metabolismo por uma desordem mental ou emocional, ou de uma desordem da microbiota do trato digestivo. Explico a seguir o que é a microbiota intestinal, e como a mente e as emoções podem causar doenças.

A microbiota é composta por bactérias, fungos, vírus, protozoários, entre outros micro-organismos que habitam o nosso corpo. Estudos mostram que até 90% das células que compõem nosso corpo são formadas por esses micro-organismos que habitam nossa pele, nosso sistema respiratório e, principalmente, nosso trato digestivo.

A microbiota pode ser alterada de acordo com o ambiente no qual vivemos, com o que comemos, com o estado mental e emocional, com a qualidade do ar que respiramos e com os produtos que passamos na pele.

A alteração da microbiota leva ao aumento de micro-organismos que causam doenças (patogênicas), podendo ocasionar processos como oxidação e, no caso das bactérias que vivem no intestino, há o risco de uma inflamação da parede intestinal que permite a passagem de substâncias que deveriam ser eliminadas nas fezes para a corrente sanguínea, causando alergias e respostas imunológicas, resultando em diversas enfermidades.

Um procedimento/método que reduza as bactérias patogênicas e aumente as que promovem saúde deveria ser o objetivo no tratamento de muitas doenças.

O que a microbiota tem a ver com o ayurveda?

O ayurveda sustenta que, ao surgir uma doença, não devemos apenas focar em eliminar seus sintomas, suprimir o sistema imunológico com imunossupressores (como os corticoides) ou bloquear a inflamação com anti-inflamatórios, mas tratar a verdadeira causa das enfermidades, em grande parte relacionadas aos nossos hábitos de vida.

Com isso, a medicina moderna está fazendo um grande avanço para o passado, um paradoxo que costumo me referir como "as medicinas orientais são museus de muitas novidades" (parafraseando um trecho da música "O tempo não para", de Cazuza).

Na verdade, o ocidente busca as medicinas orientais há muitos séculos, ou você não lembra que seus professores de História diziam que os portugueses navegavam até as Índias em busca de especiarias?

Agora, o que seus professores provavelmente não te contaram é que os portugueses buscavam remédios, e não temperos de comida. Ou você acreditou que as caríssimas e arriscadas expedições marítimas seriam apenas em busca de condimentos, e não algo muito mais importante?

Este livro traz os conceitos básicos do ayurveda para se iniciar uma caminhada nesse mundo, que convida você a um mergulho em direção ao corpo, trazendo informações para atingir o entendimento dos sinais que ele envia e que podem alertar para o início de uma doença, ainda que a medicina moderna ache que é apenas um sintoma "sem importância".

O ayurveda diz que o corpo deve funcionar de forma a nos proporcionar uma sensação de leveza, bem-estar, foco, disposição e capacidade de nos relacionarmos de forma madura e não violenta.

Portanto, se você não está com essa sensação no seu dia a dia, o ayurveda pode contribuir muito na sua vida. As orientações de mudanças de hábitos vão muito além de proporcionar melhoras em sintomas grosseiros como dores, ansiedade e queda de cabelo. Elas também vão te ajudar a experienciar a vida com mais felicidade.

Este livro é uma boa porta de entrada para esse movimento que tem levado milhares de pessoas a quererem sair de uma vida em que precisavam tomar remédio para acordar, remédio para comer, remédio para digerir, remédio para parar de comer e remédio para dormir. Ele propõe um entendimento de como ter saúde de verdade e de forma mais natural.

O ayurveda traz esse convite para observar seu corpo com mais profundidade, como no exemplo a seguir:

Observe a temperatura do seu corpo, ela tem relação com o elemento fogo. Caso você seja excessivamente friorento ou calorento, pode ser um desequilíbrio desse elemento.

Por vezes, pessoas expressam: "nossa, eu sinto mais calor que a maioria das pessoas, será que isso é normal?".

Essa pessoa começa a seguir as orientações do ayurveda e nota que antes criticava quem reclamava do ar-condicionado muito frio ou quem falava mal do calor da estação, mas agora percebe que o problema estava nela e não nos outros. Percebe também que algumas mudanças de hábitos não só melhoraram o excesso de calor que sentia, mas que está mais paciente e tolerante em geral. Ademais, nota que, ao chegar em casa, não precisa se afundar em chocolate, álcool, drogas e séries de televisão, engajando-se, assim, em hábitos mais saudáveis.

Espero que desfrute dos conhecimentos deste livro sem moderação e que ele traga inúmeros benefícios à sua saúde física, mental e espiritual.

Dr. Ricardo Balsimelli
Médico, com residência médica em Acupuntura pela Unifesp.
Membro do Colégio Médico Brasileiro de Acupuntura.
Estágio em Medicina Tibetana pelo Men-Tsee-Khang, em Dharamshala – Índia.
Estágio em Medicina de Família e Comunidade, em Havana – Cuba.
Formação em Ayurveda, com estágios em Pune e Rishikesh – Índia.
Pós-graduação em Medicina Ortomolecular e em Medicina de Família e Comunidade.
Instrutor de Mindfulness e Cultivo de Compaixão pelo Instituto Cultivo – México.
Professor convidado da pós-graduação em Cuidados Integrativos – Unifesp.
Palestrante em congressos nacionais e internacionais sobre Medicina Integrativa.

INTRODUÇÃO

Em 2004, abri uma livraria esotérica em Baltimore, minha cidade natal. A empresa ia de vento em popa. Eu, no entanto, me sentia insatisfeita com alguns pontos centrais de minha vida, principalmente minha saúde e meus relacionamentos. Assim, comecei a pensar em algum novo caminho, mais gratificante e duradouro. A resposta chegou a mim em 2007: o ayurveda.

Antes de abraçar essa prática, eu costumava ter problemas de peso; comecei a fazer dieta com apenas 14 anos de idade. Também lutei contra a bulimia por anos, perdendo e ganhando peso com tanta frequência que, no final, resolvi não pensar mais no assunto. Apesar de tudo, minha vida não era ruim. Viajei pelo mundo, morei por um tempo no exterior e vivi aventuras incríveis. Embora eu tenha chegado a quase 100 quilos, meu peso não era um obstáculo, mas também não me ajudava.

Na época em que abri minha loja, me sentia abarrotada, não só de comida, mas também de pensamentos, planos, ideias e desejos. Apesar de, por anos, ter mantido uma dieta vegetariana, meditado regularmente e frequentado aulas de yoga, ainda assim eu parecia não estar usufruindo de todo o meu potencial. Então, em agosto de 2007, fui guia de viagem de um pequeno grupo que estava visitando locais sagrados na Inglaterra. Durante a excursão, quando estávamos em um agroglifo, comecei a pensar que eu deveria abrir espaço em minha vida para algo novo, não importando como isso chegaria até mim. Mais tarde, durante a viagem, enterrei dois pequenos pedaços de quartzo-rosa sob uma das rochas do círculo de pedras de Avebury. Anotei mentalmente onde eu os havia deixado e prometi recuperá-los quando eu me tornasse uma mulher mais saudável – cujo corpo e mente realmente refletissem meus sentimentos – e estivesse em um relacionamento sólido com o homem com quem passaria o resto de minha vida.

De volta a Baltimore, comecei a me ouvir profundamente, buscando formas para me sentir melhor, e me vi ansiando por uma purificação. Eu queria me livrar de tudo que atrapalhasse minha saúde e meu bem-estar.

Quando comecei a pesquisar práticas de purificação, me deparei com o termo ayurvédico ***pañcakarma*** [lê-se "pantcha carma"], que significa "cinco ações". Conforme lia, aprendi que o ***pañcakarma*** é uma série de tratamentos que purificam o corpo e reconstroem os seus tecidos.

Essa antiga prática indiana ressoou de forma tão profunda em mim que, no mesmo momento, reservei um voo para San Diego, Califórnia, e fui visitar o *Chopra Center* para fazer uma semana de ***pañcakarma*** e assistir aulas de ayurveda, o sistema de medicina tradicional da Índia. Durante minha estada no *Chopra Center*, as toxinas começaram a se soltar e a sair de mim, física e emocionalmente, criando espaço para o que viria a seguir. Voltei para casa sentindo que uma mudança profunda havia ocorrido em mim, e decidi abraçá-la.

Minha livraria tinha uma pequena seção de ayurveda, com alguns bons livros de receitas (no ayurveda, comida é remédio e, por isso, a preparação de alimentos nutritivos é fundamental para a prática). Peguei vários livros, levei-os para casa e mergulhei em suas páginas. Depois de aprender um pouco, fui a um mercado indiano e comprei os primeiros produtos de uma cozinha que iria me ajudar a criar alimentos com poder de cura para equilibrar minha mente e meu corpo. Quando voltei, fiz o primeiro de muitos ***kitcharis*** (***khicaḍī***, em hindi), um guisado vegetariano feito com feijão mung e arroz, considerado um dos alimentos ayurvédicos com maior poder de cura. Também comprei óleos e suplementos fitoterápicos para continuar a realizar as práticas que aprendi.

Quando comecei a olhar o mundo através dos princípios ayurvédicos que serão ensinados neste livro, tudo começou a fazer mais sentido para mim e, além disso, os resultados foram rápidos e encorajadores. Em menos de três meses, perdi quase 30 quilos e meu colesterol caiu incríveis 80 pontos (perdi, ao todo, mais de 60 quilos). Outras áreas da minha vida que não me serviam mais também começaram a mudar. Por exemplo, em minha casa, procurei os pontos com entulho acumulado ao longo de anos e joguei fora o que não me servia mais. Criei um maior espaço de respiro e senti o ***prāṇa***, ou força vital, fluindo através de mim e ao meu redor.

À medida que minha vida mudava nas coisas grandes e nas pequenas, eu sentia o desejo de compartilhar esses princípios ayurvédicos transformadores com outras pessoas. Então, me inscrevi no programa de certificação de professores do *Chopra Center*. O curso me ensinou a organizar meus estudos. Comecei, também, a estudar culinária ayurvédica com Amadea Morningstar, uma autora influente de livros de culinária.

Por meio dos conhecimentos de Amadea, aprendi técnicas de culinária e belas práticas para usar enquanto cozinhava. Na última década, também trabalhei e estudei com o doutor Vasant Lad do *The Ayurvedic Institute*, no Novo México e na Índia.

Em 2014, fechei minha loja para me concentrar no novo caminho. Hoje, sou consultora ayurvédica em tempo integral, professora de culinária e de meditação, e guia de viagens a locais sagrados. E, claro, três anos após ter enterrado aquelas pedras em Avebury, na Inglaterra, voltei ao local como uma nova mulher e com um noivo incrível ao meu lado. Não conseguimos encontrar os pedaços de quartzo-rosa que enterrei, mas mantive a promessa!

Da mesma maneira que fiz com diversos livros da minha loja, você está lendo este livro porque deseja saber como o ayurveda pode te ajudar a se sentir melhor. É possível que já não tenha mais paciência com o sistema de saúde convencional e, assim, está aqui em busca de ideias, remédios, *insights* e sabedoria antiga que possam ser usados imediatamente. Este livro explora as várias razões pelas quais o ayurveda pode ser a melhor resposta para o que te aflige – física, mental e emocionalmente. Pequenas mudanças podem ter consequências profundas, por isso comece testando algumas receitas e práticas por algumas semanas. Tudo o que é preciso saber para começar está aqui.

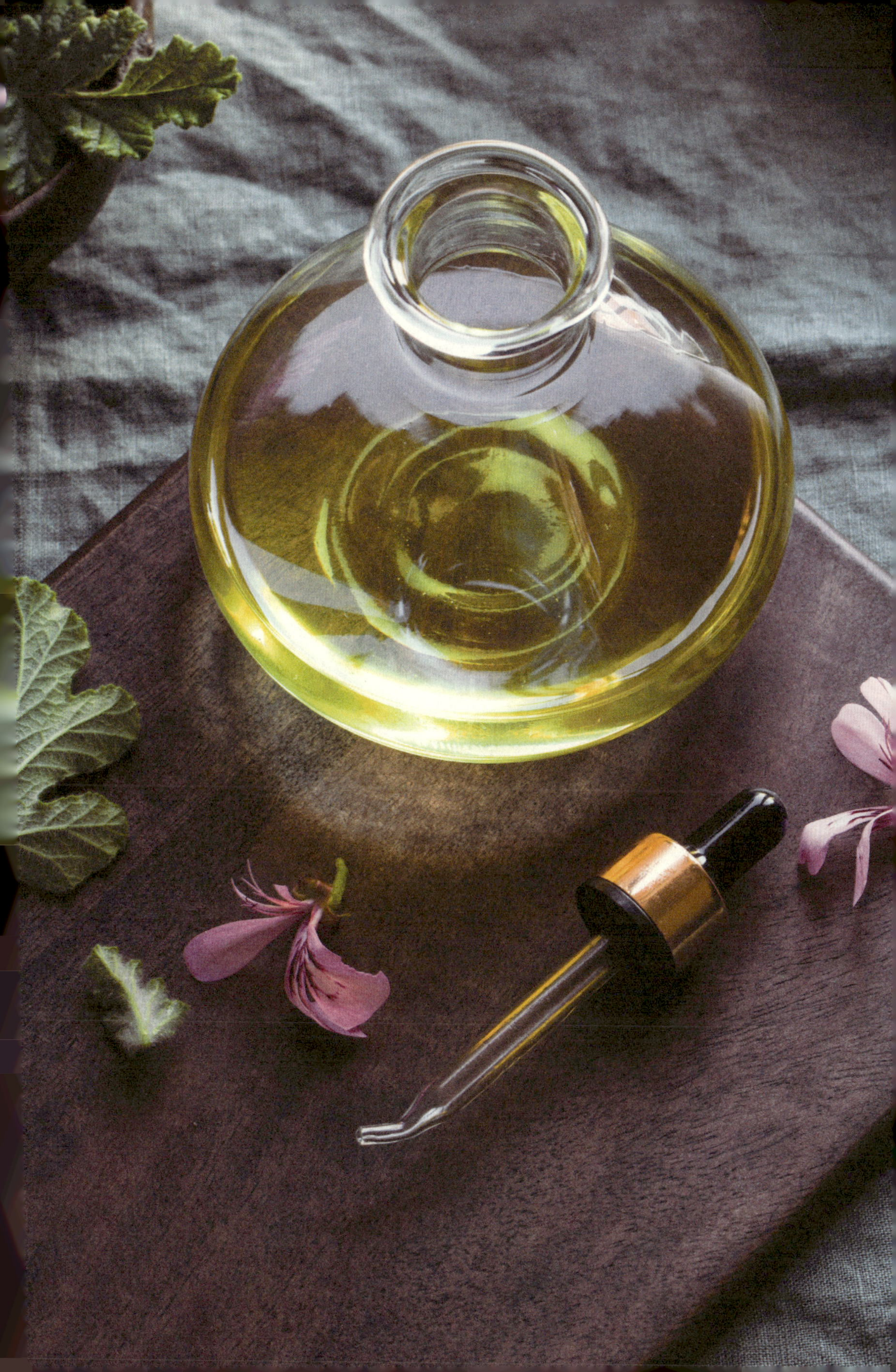

PARTE UM

Um antigo sistema de cura

CAPÍTULO 1

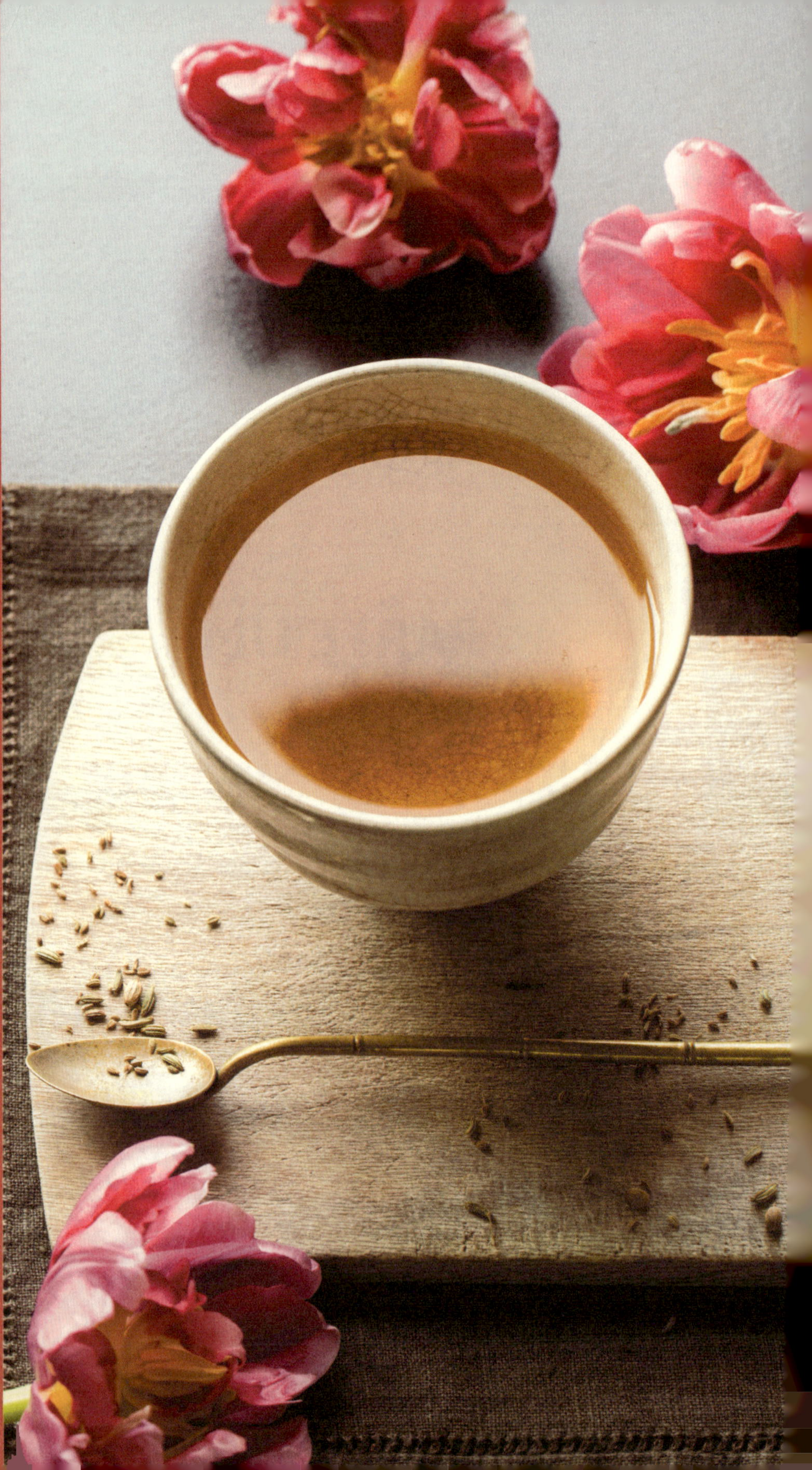

Visão geral do ayurveda

Embora não seja possível resumir os ensinamentos de 5 mil anos em um único livro, a boa notícia é que não precisamos saber tudo para começarmos a implementar o ayurveda em nossas vidas e a nos beneficiar de suas práticas. Neste capítulo, daremos alguns conceitos importantes e você descobrirá, no sistema ayurvédico de saúde e de cura, qual é o seu tipo único de corpo-mente. Conhecendo o seu tipo, o resto irá se encaixar – os termos esotéricos não precisam ser decorados, porque mesmo os conceitos básicos são profundos.

O QUE É AYURVEDA?

O ayurveda, que costuma ser visto como o primeiro sistema de medicina do mundo, é um sistema de saúde indiano de 5 mil anos que, de forma holística, dedica-se à mente, ao corpo e ao espírito. A prática destaca a alimentação correta para que os indivíduos voltem ao seu ponto de equilíbrio, e também enfatiza os exercícios, a respiração plena, a redução do estresse, o bom sono e outros conceitos básicos para que o corpo se mantenha íntegro, equilibrado e saudável.

No ayurveda, comida é remédio. Quando nos alimentamos da maneira mais adequada para nossas necessidades específicas, conseguimos melhorar nossa saúde, viver mais e nos proteger de doenças. Outras práticas ayurvédicas servem para fortalecer nossa constituição física e mental. Embora todas as práticas ayurvédicas ajudem a manter uma boa saúde, a ideia aqui é podermos nos curar mais rapidamente quando ficamos doentes, pois nosso corpo está mais equilibrado.

O conhecimento sobre o ayurveda tem origem na Índia e deriva dos vedas, que estão entre os textos escritos mais antigos do mundo. Esse sistema de medicina era ensinado aos alunos que visitavam os grandes professores da Índia (os ***ṛṣis***)⊛ para aprender com eles. Em sua origem, a ciência da vida, nome comum do ayurveda, era uma tradição oral transmitida por meio de conceitos e frases poéticas (***sūtras***, cuja tradução literal é "fios") que foram usados para passar conhecimento de uma geração para a outra. Ainda hoje, um médico ayurvédico pode cantar um ***sūtra*** para explicar um tratamento ou transmitir alguma sabedoria.

⊛ Os plurais das palavras sânscritas seguem outra norma, mas, para facilitar a leitura, faremos os plurais como no português pelo acréscimo do -s à raiz sânscrita. (N.T.)

Muitos tipos de medicina têm raízes no ayurveda. Por exemplo, a medicina fitoterápica, a medicina energética, a medicina tradicional chinesa (MTC), a terapia da polaridade, a terapia marma, a acupuntura, a acupressão e até mesmo o reiki e o toque curativo são usados no ayurveda ou possuem algo em comum com este sistema.

Essa é uma das razões pelas quais o ayurveda aceita bem a medicina integrativa, reconhecendo a sabedoria de muitas tradições.

Quem pode se beneficiar do ayurveda?

O ayurveda é um sistema de saúde versátil porque pode ser adaptado para atender às necessidades únicas de qualquer pessoa. O estilo de vida ayurvédico pode ajudar a manter as pessoas saudáveis, ajudá-las a se recuperar mais rapidamente de doenças e, com sorte, pode preparar o terreno para uma vida longa. Para quem já está doente ou tomando medicamentos, pode servir de complemento à medicina tradicional, tornando-se, assim, parte integrativa de seu sistema de saúde.

Se o ayurveda pode fazer tanto por tantas pessoas e tem um histórico de mais de 5 mil anos de uso, por que não é utilizado como uma abordagem mais comum para a saúde e o bem-estar? A verdade é que as pessoas tendem a aceitar os conceitos de saúde e cura mais modernos, imaginando que o novo é sempre melhor. Isso nem sempre é verdade. Depois de ler este livro e experimentar as práticas aqui descritas, talvez sua conclusão seja que esse antigo conhecimento sobre o equilíbrio físico e mental pode até ser mais avançado do que o nosso atual sistema de saúde.

Ayurveda e religião

Muitos veem o ayurveda e o yoga como práticas hindus, e temem que elas entrem em conflito com suas tradições religiosas. Cheguei ao ayurveda como uma mulher judia que praticava meditação budista há anos e não fazia ideia de que o ayurveda tivesse alguma relação com o hinduísmo. Eu, certamente, não precisava ser hindu para incorporar as práticas ayurvédicas em minha vida e me beneficiar delas. No entanto, eu acho a religião hindu fascinante, bonita e recheada de histórias e textos como a ***Bhagavad Gītā*** e as ***Upaniṣadas*** que são tão relevantes hoje como eram há milhares de anos.

É possível ter uma boa clínica de práticas ayurvédicas sem precisar mergulhar no hinduísmo nem aprender sânscrito (a língua clássica da Índia) ou ter estátuas de deuses e deusas hindus como *Gaṇeśa* (o removedor de obstáculos) ao redor de sua casa. É sempre possível querer descobrir mais sobre o ayurveda, suas ciências irmãs e seus textos antigos, mas primeiro se dedique a este livro. As práticas encontradas aqui talvez já sejam suficientes para seus objetivos.

A história da criação do ayurveda

Há uma história antiga de como o ayurveda foi apresentado ao mundo: quando os deuses (*devas*) e demônios (*asuras*) criaram o mundo, cada um deles desejava atingir a imortalidade. Ao puxar uma corda presa a um poste que estava ancorado em uma tartaruga gigante, eles agitaram uma tigela contendo um oceano de leite. A agitação produziu o néctar dos deuses, chamado *amṛta* ou *soma* - imortalidade, longevidade, saúde perfeita. A partir dessa agitação surgiu o "médico divino" chamado Dhanvantari (avatar do senhor Viṣṇu), segurando uma tigela do elixir, *soma*. Agora, conhecido como o deus do Ayurveda, Dhanvantari segura a tigela para que todos os praticantes do ayurveda possam beber dela.

O UNIVERSO DO AYURVEDA

Um dos princípios subjacentes do ayurveda é que somos uma combinação de energia e matéria. Cada um de nós, assim como nosso ambiente, é composto por cinco elementos (***mahā bhūtas***): (1) Espaço (ou Éter), (2) Ar, (3) Fogo, (4) Água e (5) Terra. Esses são os tijolos de nosso mundo. Criam nossa fundação e estrutura (terra); movimento e circulação (ar e espaço); transformação, luz e metabolismo (fogo); e coesão, sucos digestivos e secreções (água).

Os cinco elementos são encontrados em quantidades variadas em cada pessoa e no ambiente. Algumas pessoas e lugares terão mais de um elemento do que de outro. Pense no deserto como um local com maior quantidade de fogo (calor) e ar (secura), a praia como um local com mais água, e as montanhas, mais terra. Da mesma forma, algumas pessoas são mais "aterradas", outras mais "aéreas" e outras, ainda, mais "intensas" ou "quentes". A combinação única desses cinco elementos constitui nossa composição física predominante, ou ***doṣa***, dos quais existem três tipos: vāta, pitta e kapha (veja sua composição física única [seu ***doṣa***] na página 26). Eis as qualidades associadas a cada um dos cinco grandes elementos:

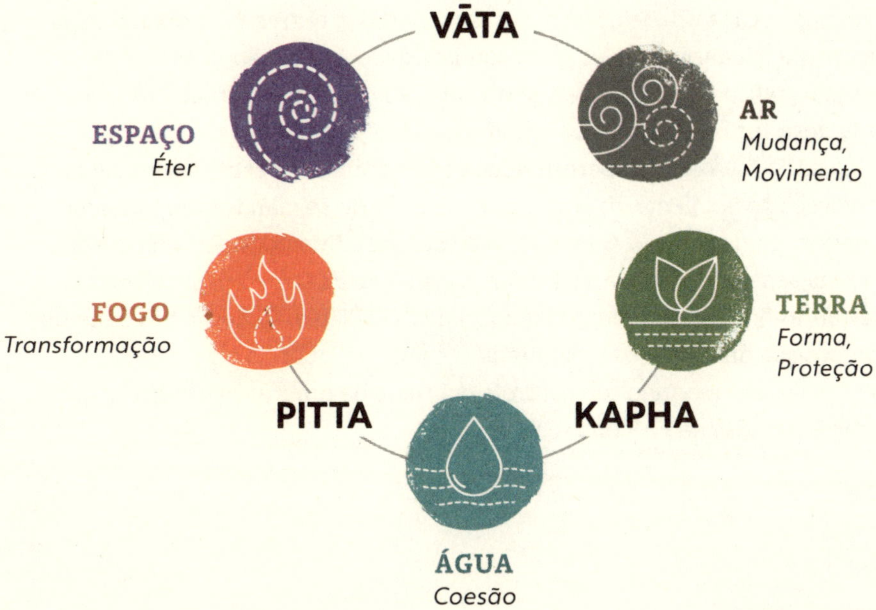

Sua composição física única (seu *doṣa*)

Sua constituição física e mental única, ou *doṣa*, agrega os cinco elementos. A forma como esses elementos se apresentam no nascimento depende de muitas coisas, incluindo o local de sua concepção e nascimento, o alinhamento dos planetas na data de seu nascimento, o estado de espírito de seus pais no momento da concepção, os alimentos consumidos por eles antes de conceberem você, e até mesmo suas vidas passadas.

O *doṣa* primário de seu nascimento é conhecido como sua *prakṛti*. À medida que crescemos, normalmente entramos em um estado de desequilíbrio, ou *vikṛti*, devido às influências de nosso ambiente, da comida que comemos, do estado emocional de nosso lar e assim por diante. Adotando as práticas do ayurveda, é possível voltar lentamente ao seu modo natural de ser, seu *prakṛti*.

Os três *doṣas* são vāta, pitta e kapha. Embora um *doṣa* seja geralmente dominante, cada um de nós é composto por todos os três. Na próxima seção, há um questionário simples que o ajudará a identificar seu *doṣa* e, então, reveja o gráfico na página 29, que traz um breve resumo das características de cada *doṣa*, incluindo sinais de equilíbrio e desequilíbrio.

Quando os *doṣas* são perturbados pelas escolhas do estilo de vida e/ou condições do ambiente, os sinais de desequilíbrio se manifestam tanto na mente quanto no corpo. O resultado do desequilíbrio pode ser uma doença ou uma sensação geral de mal-estar. A ideia não é fazer com que todos os três *doṣas* fiquem igualmente equilibrados. O objetivo é chegarmos à melhor composição única de nós mesmos. Isso é possível quando o equilíbrio de nossos *doṣas* é mantido sob controle por meio de práticas ayurvédicas que serão ensinadas na **PARTE DOIS**.

QUESTIONÁRIO SOBRE O *DOṢA*

Para ajudar a determinar seu *doṣa*, escolha, entre as três alternativas, a resposta que melhor descreve seus traços característicos. Caso fique em dúvida entre duas alternativas, pergunte a alguém sobre essa qualidade em particular.

TAMANHO DO CORPO

A. Tenho uma compleição pequena.
B. Tenho uma compleição média.
C. Tenho uma compleição grande.

PESO

A. Costumo ter um baixo peso corporal. Acho difícil ganhar peso.
B. Meu peso é normal. Nos últimos 10 anos, mantive o mesmo peso geral.
C. Faço parte do grupo dos pesados. Acho difícil perder peso.

CABELO

A. Meu cabelo é ralo e seco, frisado e quebradiço.
B. Meu cabelo é fino e propenso a embranquecimento precoce.
C. Meu cabelo é grosso, cheio e um pouco oleoso.

PELE

A. Minha pele é fina; consigo ver minhas veias. Tendo a ter pele seca e rugas.
B. Tenho tom de pele quente. Minhas bochechas são vermelhas e quentes ao toque. Tendo a ter problemas de pele.
C. Minha pele é grossa; não consigo ver minhas veias. É fria ou fresca ao toque e suave, com poucas rugas.

OLHOS

A. Tenho olhos pequenos que tendem a se mover de modo rápido e errático. Não consigo manter o olhar fixo.
B. Tenho um olhar intenso e penetrante. Costumo olhar diretamente para as pessoas.
C. Meus olhos são grandes e agradáveis. Costumo olhar de forma amigável para as pessoas.

LÍNGUA/BOCA

A. Minha língua é fina e pode ter um revestimento escuro. Eu costumo ter a boca seca; lábios secos e rachados.
B. Tenho a língua rosada, com grossura média e pontuda; ela pode ter um revestimento amarelado. Minha boca é quente e úmida; meus lábios são finos, avermelhados e tendem a ficar inflamados.
C. Minha língua é grossa e arredondada e pode ter um revestimento branco. Meus lábios são lisos, úmidos e grossos.

ARTICULAÇÕES

A. Minhas articulações rangem e estalam. Sou ossudo e não muito flexível.

B. Sou flexível e tenho articulações soltas.

C. Minhas articulações são bem lubrificadas e acolchoadas.

UNHAS

A. Minhas unhas racham e podem se partir facilmente. São secas e finas. A parte de baixo de minhas unhas é esbranquiçada.

B. Minhas unhas são flexíveis. Elas tendem a ficar compridas. A parte de baixo de minhas unhas é avermelhada.

C. Minhas unhas são fortes, duras e brilhantes; as cutículas são grossas.

TEMPERATURA CORPORAL

A. Eu costumo sentir frio mesmo em dias quentes.

B. Sinto calor. Uso shorts e camisetas, mesmo quando está frio.

C. Sinto-me confortável na maioria dos climas, mas os dias que mais me desagradam são os frios e úmidos.

QUANDO ESTOU ESTRESSADO

A. Sinto frio na barriga. Fico ansioso e preocupado. Esqueço de comer. Eu me culpo quando as coisas dão errado.

B. Fico agitado e frustrado. Sinto-me impaciente comigo e com os outros. Culpo os outros quando as coisas dão errado.

C. Eu me retiro. Como de forma excessiva. Culpo a mim mesmo ou os outros quando as coisas dão errado, mas convenço os outros de que nada está errado.

HUMOR HABITUAL

A. Sou espontâneo, entusiasmado e animado. Sinto-me bem com a mudança.

B. Sou intenso e decidido. Gosto de convencer as pessoas. Fico facilmente frustrado com os outros. Gosto que as coisas sejam feitas do meu jeito.

C. Sou descontraído, bem-humorado e calmo. Gosto de rotina. Costumo cuidar dos outros, às vezes com o risco de não dar atenção a mim mesmo.

PADRÕES DE SONO/SONHOS

A. Acordo facilmente e tenho dificuldade para voltar a dormir. Costumo sonhar que estou voando. Alguns dos meus sonhos são repletos de ansiedade e preocupação.

B. Durmo por curtos períodos e me sinto descansado. Sonho com desafios, competição, calor e fogo.

C. Durmo profundamente, às vezes por 10 horas ou mais, e acho difícil acordar. Meus sonhos são lentos, descontraídos, românticos e afetuosos.

Resultados ➤

TOTAIS DO QUESTIONÁRIO:

Um maior número de A's indica **vāta**

Um maior número de B's indica **pitta**.

Um maior número de C's indica **kapha**.

Na soma final, até mesmo a diferença de apenas um algarismo é capaz de revelar o seu doṣa. *Por exemplo, você será vāta se tiver escolhido 7 alternativas A e 5 alternativas B. Caso tenha selecionado uma quantidade igual de dois* doṣas, *você pode ter um* doṣa *duplo (*bidoṣico*), então dê atenção especial às sugestões sazonais no* ***CAPÍTULO 8****. Um número igual de A's, B's e C's revela um* doṣa *triplo (*tridoṣico*); apenas uma pequena porcentagem se encaixa nessa categoria. Caso esse seja o seu caso, será preciso dar atenção especial às mudanças das estações para manter seus* doṣas *em equilíbrio. Para ter certeza de que seu* doṣa *é duplo ou triplo, peça que alguém responda o questionário para você e some as respostas para ter certeza do resultado.*

VISÃO GERAL DAS CARACTERÍSTICAS DOS *DOṢAS*

VĀTA (MOVIMENTO)	PITTA (TRANSFORMAÇÃO)	KAPHA (PROTEÇÃO)
DESCRIÇÃO		
Espaço e ar criam transporte, movimento, movimentos como o vento	Fogo e água criam transformação, metabolismo, aquecem o corpo e a mente	Terra e água criam proteção, estrutura, estabilidade
ESTAÇÃO		
Outono e início do inverno	Verão	Fim do inverno e primavera

CARACTERÍSTICAS GERAIS

Arejado, frio, seco, rápido, irregular, leve, móvel, áspero, aéreo, imprevisível	Ácido, quente, intenso, leve, penetrante, cortante, azedo	Frio, oleoso, lento, moroso, liso, sólido, estável, firme, úmido

ATRIBUTOS FÍSICOS

Magro; estrutura leve; digestão delicada; mãos e pés frios; padrões irregulares de sono; pele e cabelo secos; movimenta-se e fala rapidamente; resiste à rotina; adora novas experiências (pense em Calista Flockhart, Uma Thurman, Fred Astaire)	Compleição média; digestão forte; corpo quente; dorme profundamente por curtos períodos (e adora contar isso aos outros!); intelecto perspicaz; aprende com muita facilidade; fala e age de forma direta; intenso; esperto; não se afasta da rotina; corajoso; perfeccionista e espera isso dos outros (pense em Lance Armstrong, Denzel Washington, Nicole Kidman)	Pode ser corpulento; grande resistência (raramente adoece); corpo frio; sono profundo e consistente; pele macia e cabelos grossos; sólido; estável; suave; firme; move-se lentamente; descontraído; metódico; doce; cuidadoso; gosta de rotina (pense em Oprah, John Goodman, Rachael Ray)

SINAIS DE EQUILÍBRIO

Adapta-se com facilidade; sensível e afetuoso; extremamente ativo; incrivelmente criativo; adora conhecer novas pessoas; enxerga fora da caixa; dá opiniões; espontâneo	Corajoso; fala e age de forma direta; amigável; bom líder; intenso; gosta de rotina; aprende com facilidade; intelecto perspicaz; personalidade calorosa	Calmo; consistente; contente; leal; firme; forte; solidário

SINAIS DE DESEQUILÍBRIO

Muitas vezes atrasado; ansiedade, medo e preocupação; culpa a si mesmo e fica confuso, ansioso e com medo quando está triste ou deprimido; esquece de comer; prisão de ventre; dificuldade de finalizar projetos; distrai-se com facilidade; fala muito; gases; inchaço; insônia; mente hiperativa – ruídos constantes; falta de foco	Agressivo; raivoso; culpa os outros e ataca quando triste ou deprimido; excessivamente crítico; problemas de visão; inflamável; dores de cabeça/enxaquecas; impaciente consigo e com os outros; indigestão/azia; inflamação; irritável; crítico; mesquinho; erupções cutâneas	Apegado; complacente; seio nasal congestionado e problemas de alergia; enfadonho; ganancioso; inerte/imóvel; carente; come excessivamente quando deprimido; superprotetor; excesso de peso; retira-se quando está triste ou deprimido

RITMOS DO AYURVEDA

Como todas as criaturas sencientes, fomos projetados para seguir as leis da natureza. Em primeiro lugar, nosso ritmo circadiano segue o dia de 24 horas, movendo-se da manhã para a tarde e para a noite, com o sol e a lua (dependendo de sua localização), movendo-se da luz para a escuridão. Também temos o ciclo lunar, um ciclo mensal que rege o ciclo das marés dos oceanos. E, por fim, temos um ritmo sazonal, o ciclo anual de 12 meses. Se prestarmos atenção, notaremos como nossos corpos respondem aos vários ciclos do dia e da noite, das estações e até mesmo das fases da lua.

Além disso, o ayurveda possui um ciclo diário de *doṣas* que afeta a todos da mesma forma. As qualidades associadas a cada *doṣa* são dominantes em certas horas do dia. Esses ciclos são os mesmos para todos os *doṣas*, como vemos a seguir:

HORÁRIO VĀTA • 2h-6h e 14h-18h

HORÁRIO PITTA • 10h-14h e 22h-2h

HORÁRIO KAPHA • 6h-10h e 18h-22h

Com isso em mente, aqui está uma rotina diária ideal baseada no ciclo dos *doṣas*:

Horário kapha: 6h-10h

- Acorde por volta das 6h, sem alarme.
- Realize sua rotina matinal (página 74).
- Exercício: o horário kapha é uma boa hora para se movimentar.
- Medite de frente para o leste (em direção ao sol nascente). Nesse horário, a mente está alerta e desperta – perfeito para a meditação.
- Tome seu café da manhã quando sentir fome.
- Comece suas atividades diárias.

Horário pitta: 10h-14h

- Faça a refeição mais densa do dia (esta é a melhor hora do dia para a ingestão de proteína).
- Descanse em silêncio por alguns minutos e deixe a comida ser digerida.
- Faça uma pequena caminhada depois de comer para promover a digestão.

Horário vāta: 14h-18h

- A boa refeição feita no horário pitta lhe dará muita energia, a qual é mantida por vāta e utilizada para a criatividade, o trabalho duro e a realização das tarefas diárias.
- Medite durante o crepúsculo, voltado para o norte, em busca de uma energia com efeito de resfriamento e tranquilização.

Horário kapha: 18h-22h

- Comece a relaxar e evite tarefas mentais pesadas.
- Prepare um jantar fácil de digerir.
- Caminhe um pouco. Leia textos espirituais ou agradáveis. Evite TV e filmes violentos ou assustadores.
- Faça atividades leves e agradáveis que promovam o relaxamento.

Horário pitta: 22h-2h

- Realize sua rotina noturna (veja a página 77).
- Esteja na cama às 22h, pois o horário de digestão pitta começa agora.
- Este é o momento em que o corpo inicia seu ciclo de reparo e renovação diária. É um momento crucial do dia, já que o horário pitta digere e transforma tudo o que foi consumido durante o dia, incluindo todas as experiências, pensamentos, emoções e alimentos. Durante esse processo, nutrientes e resíduos são separados. Os resíduos estarão prontos para serem eliminados pela manhã. Os nutrientes são assimilados para curar, reparar e desintoxicar o corpo.

Horário vāta: 2h-6h

- Nossos sonhos mais vívidos ocorrem quando o corpo completa o processo metabólico.
- Se não dormirmos antes desse horário, os ventos de vāta nos manterão acordados – daí o termo em inglês *second wind*, ou novo fôlego (zona de manutenção da vigília).
- Costuma ser difícil voltar a dormir quando acordamos durante esse período. Use um mantra (página 149) e uma técnica de respiração (página 154) para se acalmar e voltar a dormir.
- Ao despertar antes das 6h, será possível sentir o vento e o movimento de vāta que nos encoraja a começar o dia. Note que, às vezes, acordamos naturalmente em torno das 5h ou 6h e nos sentimos despertos. No entanto, quando voltamos a dormir, podemos acordar às 7h ou às 8h e nos sentirmos lentos. Isso ocorre porque entramos no horário kapha. Esteja ciente do ciclo dos ***doṣas*** e use-o em seu benefício.

- Nossos corpos reagem de acordo com os efeitos dos elementos às horas do dia. No entanto, costumamos lutar contra isso. Anote o ciclo de 24 horas dos *doṣas* e veja como é possível usá-lo para promover o equilíbrio e a harmonia em sua vida. É melhor trabalhar à favor do ciclo, não contra ele. Os elementos e o universo lhe ajudarão!

Manutenção do equilíbrio

Segundo um princípio ayurvédico, "os semelhantes se atraem". Podemos facilmente perder nosso equilíbrio quando costumamos atrair sempre as mesmas coisas para nós. É por isso que este sistema emprega a lei dos opostos para nos ajudar a criar equilíbrio. Por exemplo, se estiver se sentindo entediado, pesado, lento e preguiçoso, uma refeição de ovos com queijo e bacon, que é pesada, oleosa e de lenta digestão somente aumentará os mesmos sentimentos. Em vez disso, seria melhor comer o oposto do que está sentindo, isto é, algo leve e seco, talvez cereais tufados com leite de cabra ou uma tigela de feijão cozido com temperos desintoxicantes e um óleo leve, como o óleo de girassol. E, se não estiver se sentindo aterrado, deverá buscar alimentos e especiarias quentes e cozidos, como farinha de aveia com gengibre, canela e açafrão-da-terra, para que consiga se sentir aterrado.

Para nos ajudar a entender a lei dos opostos, os textos ayurvédicos oferecem uma lista de 20 qualidades comuns, ou atributos, que são experimentados em diferentes graus em toda a natureza. A ideia é que o exagero, para mais ou para menos, de qualquer uma das qualidades, gera desequilíbrios; a cura é encontrada na qualidade oposta.

AS 20 QUALIDADES DO AYURVEDA

Pesado - Leve	Sólido - Líquido
Lento - Rápido	Macio - Rígido
Frio - Quente	Estável - Móvel
Oleoso - Seco	Sutil - Denso
Suave - Áspero	Límpido - Viscoso

A lei dos opostos é um conceito bastante fácil de ser entendido, mas nem todos os conceitos ayurvédicos são tão simples. Outros conceitos incluem as três qualidades universais (*guṇas*), bem como as cinco camadas ou invólucros (*kośas*). Embora seja bom estarmos ligeiramente familiarizados com eles, não precisamos nos aprofundar em tudo isso se, por hora, queremos apenas começar a utilizar as recomendações alimentares e práticas de estilo de vida encontradas neste livro. Caso queira saber mais, peço que veja o **Apêndice B**, na página 207, para obter uma visão geral sobre o tema. Mais tarde, quando já estiver em uma rotina saudável e começar a se sentir muito bem, você poderá, se quiser, aprofundar seus estudos ayurvédicos.

Espírito-mente-corpo

Antes de entrarmos muito profundamente nas práticas cotidianas do ayurveda, é importante entender o significado de espírito-mente-corpo. O ayurveda ensina que o que acontece no corpo físico se reflete na mente e no espírito, e vice-versa. Em outras palavras, quando o corpo sofre por alguma enfermidade ou desequilíbrio físico, isso afeta negativamente os outros dois aspectos. Tomar esse termo um tanto vago e analisá-lo por uma perspectiva ayurvédica pode lançar alguma luz sobre seu significado e nos ajudar a entender como ele se relaciona conosco. No ayurveda, o conceito espírito-mente-corpo também pode ser entendido como as três dimensões: a causal, a sutil e a densa.

- A dimensão sutil é a mente (consciência), o intelecto (processo de tomada de decisão) e o ego (poder, posição, posses, autoimagem).
- A dimensão densa é o corpo físico, o ambiente e a interação com o ambiente, como a respiração.
- A dimensão causal compreende o pessoal (alma, memórias e desejos); o coletivo (desejos criativos); e o universal (que vai além do tempo e do espaço como o conhecemos, onde estamos todos interconectados e somos um).

Há uma lição aqui: é preciso estar ciente de que tudo o que nosso corpo consome também é entregue como alimento para nossa mente e espírito. O inverso também é verdadeiro. Quando cuidamos de um, todos os três se beneficiam.

CAPÍTULO 2

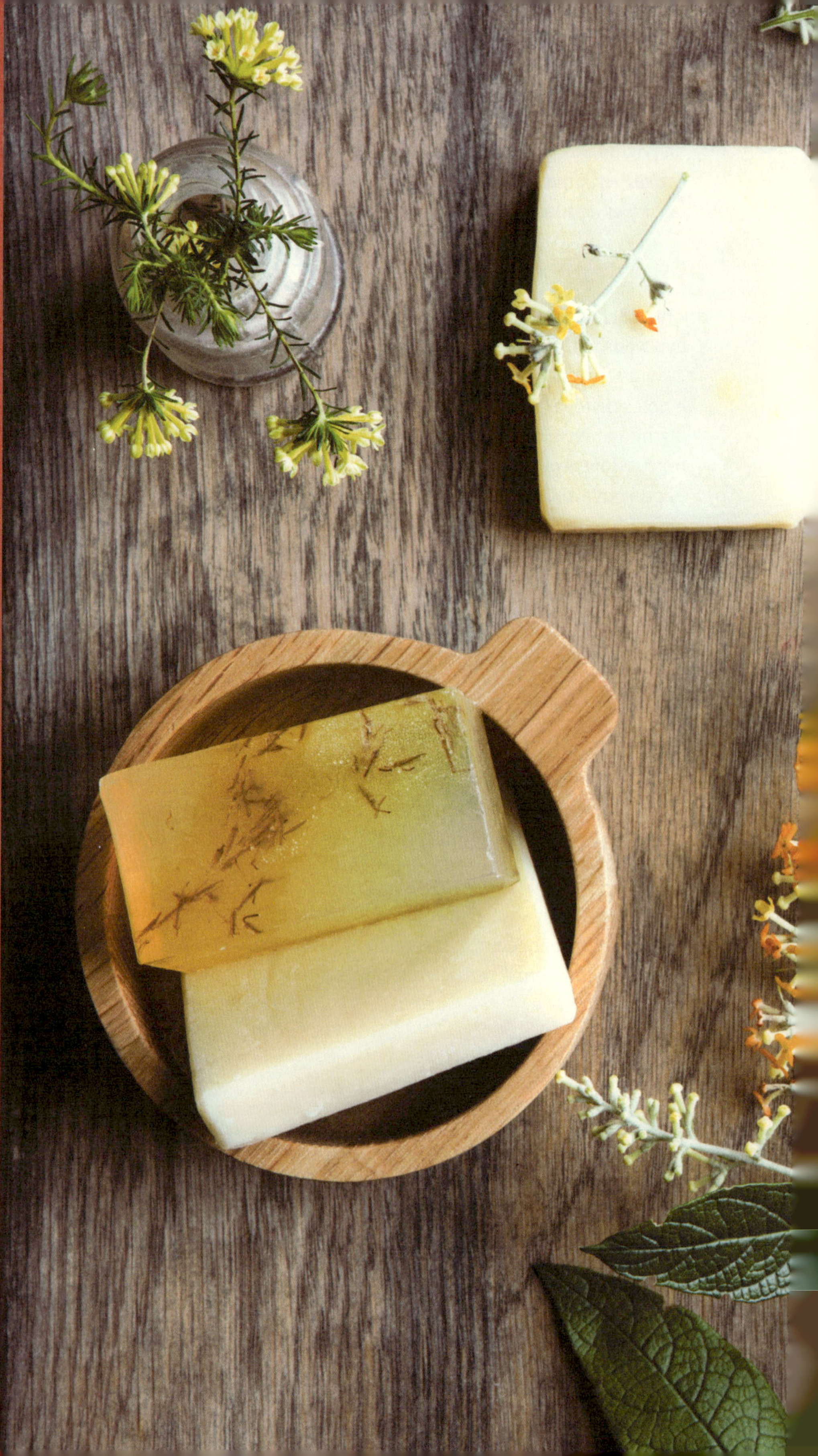

O caminho para a cura e o bem-estar

No ayurveda, o bem-estar é descrito como a ausência de doença. Quando não estamos doentes, nos sentimos saudáveis, vibrantes e à vontade conosco e com os outros. Quando a doença da mente ou do corpo está presente, essa vibração se dissipa e nos sentimos desconfortáveis conosco, e talvez com os outros.

A cura ayurvédica envolve um plano de tratamento personalizado que atende nossas necessidades individuais. Após conhecer o seu *doṣa* e ter identificado a sua principal preocupação (por exemplo, peso, menopausa, raiva, erupções cutâneas, azia, depressão ou ansiedade), será possível começar a criar uma rotina diária. Esta servirá de apoio para encontrar seu equilíbrio pessoal e para dar atenção às áreas em que se sente em desequilíbrio. O primeiro passo, no entanto, é descobrir o que *não* está funcionando em sua vida. Antes de tudo, devemos entender o que causa a doença. Vamos dar uma olhada.

A FONTE DA DOENÇA

No ayurveda, a boa digestão é um dos fatores fundamentais para uma boa saúde. Quando as toxinas (*āma*) são mínimas, sua essência vital (*ojas*) pode fluir sem impedimentos pelos canais circulatórios. Quando o *āma* está elevado, a *ojas* fica impedida, resultando em uma série de problemas. Desse modo, quando seu corpo e mente não estão sobrecarregados pelo acúmulo de toxinas, tudo na vida flui de maneira mais suave.

O *āma* é causada pelo "fogo" (*agni*) digestivo reduzido, o que significa que os alimentos não estão sendo digeridos corretamente, os nutrientes não estão sendo assimilados e os resíduos não estão sendo eliminados de maneira eficiente (outros fatores, que serão tratados mais adiante, também podem levar a um excesso de *āma*). Os alimentos não digeridos se acumulam no estômago e nos intestinos onde podem produzir gases, inchaço, crescimento excessivo de cândida e outras toxinas. Podem destruir as bactérias boas, obstruindo suas funções metabólicas e digestivas. Se não removermos as toxinas de forma regular, podemos acabar doentes ou, no mínimo, com um sentimento geral de mal-estar.

O *āma* também pode ser causado por toxinas do ambiente (veja a página 40) e por angústia mental/espiritual. Lembre-se: o que acontece ao corpo em um nível físico, também pode nos afetar mental e espiritualmente; e vice-versa.

Sinais de *āma* no sistema

- Inflamação crônica
- Revestimento branco, amarelo ou escuro na língua (veja a página 111)
- Depressão
- Dificuldade em tomar decisões
- Falta de apetite
- Confusão mental
- Gases, inchaço ou azia
- Dor generalizada e fadiga
- Adoecer com frequência
- Movimentos intestinais incompletos ou "atrapalhados"
- Dor nas articulações
- Urina escassa
- Sensação de pessimismo, desprendimento, impassividade
- Feridas de cura lenta
- Hálito amargo ou desagradável e odor corporal
- Sistema imunológico fraco

Sinais de *ojas* fluindo no sistema

- O corpo se movimenta com facilidade, independentemente do peso
- Hálito e odor corporal agradáveis e limpos
- Mente clara
- A eliminação é suave e regular
- Sensação de estar descansado ao despertar
- Focado e lúcido ao longo do dia
- Pele saudável
- Raramente adoece
- Sentimento de entusiasmo, otimismo e empolgação
- Digestão forte
- Língua sem revestimentos (veja a página 111)

Conforme mencionado, quando o alimento é apenas parcialmente digerido, as toxinas se acumulam no corpo. Isso ocorre quando comemos antes da refeição anterior ter sido completamente digerida; quando comemos a combinação errada de alimentos (por exemplo, frutas e outros alimentos); e quando comemos alimentos processados, os quais contêm conservantes, cores artificiais, sabores não naturais, açúcares, agentes de massa, e assim por diante.

Quando um alimento carregado de produtos químicos – por exemplo, *Cheez Doodles* (salgadinhos de queijo industrializados) – atinge seu sistema, imagino que o corpo passe pelo seguinte processo de reflexão: primeiro ele procura os nutrientes do alimento. Após fazer uma busca exaustiva e nada encontrar, o corpo diz:

— Ok, tem alguma coisa aqui que eu possa usar? – sabor de queijo falso, óleo muito ruim e seis corantes artificiais diferentes, bem como uma série de conservantes.

Então o corpo desiste e fala:

— Cara, não há nada que se assemelhe minimamente a algum alimento que eu possa usar para construir tecidos, fornecer gorduras saudáveis, alimentar o cérebro, limpar o sangue; não há nada aqui que seja útil.

E assim, ele desiste. Aquela "comida" se transforma em resíduo. O insumo é viscoso e pesado e permanece em seu corpo até ser finalmente forçado a sair, provavelmente em um movimento intestinal muito desconfortável e desordenado.

As toxinas também podem se acumular quando comemos com pressa, quando comemos alimentos velhos ou sobras, alimentos preparados no micro-ondas e alimentos congelados; e quando comemos em pé ou quando estamos irritados. Há um antigo provérbio ayurvédico que diz que ao comer em pé, a morte vigia atentamente nossas ações. A resposta pragmática é que ao comermos em pé, não prestamos atenção ao ato de comer nem ao que estamos comendo. Então, sente-se em um local confortável e com poucas distrações, preste atenção e agradeça por seu maravilhoso alimento saudável e "de verdade".

No que diz respeito às toxinas em um nível mental e emocional, quando ruminamos nossas emoções e passamos a dar atenção e pensar apenas nos aspectos ruins de nossas vidas e no mundo exterior, criamos *āma* – devemos nos lembrar que tudo que ocorre nas esferas espiritual e mental também produz efeitos físicos. Então, pense nas áreas de sua vida em que se sente desmerecido, mal compreendido, triste, e assim por diante. Faça uma lista desses "problemas" e, ao lado deles, anote uma lista de "soluções". Ao criar soluções potenciais, cria-se um caminho para que a *ojas* flua. Talvez você se surpreenda ao notar que a solução era mais fácil do que imaginava.

Por exemplo, digamos que seu cônjuge não está contribuindo com os afazeres domésticos. Vejamos uma solução: peça ajuda ao seu cônjuge de forma amorosa, exponha a situação e seus sentimentos de forma clara e sem demonstrar emoções. Criem juntos um plano para dividir as tarefas ou para buscar um ajudante, e estejam abertos ao resultado da conversa, sem drama ou atitude defensiva. Caso escolha ficar ruminando suas emoções e imaginar o fracasso da conversa, você estará criando *āma*. Ao conversar com seu parceiro de forma amorosa e aberta, a *ojas* pode começar a fluir. Chafurdar-se em *āma* acabará atraindo um mal-estar (lembre-se: o que acontece em um nível afeta todos os outros), por isso é melhor reconhecer o problema o mais rápido possível, chegar a uma solução e começar a se livrar dele.

COMO AS TOXINAS SE ACUMULAM

Basicamente, as toxinas aumentam quando não estamos vivendo de forma saudável e em harmonia com a natureza. Quando não nos expressamos e nos escondemos em nossas emoções, as toxinas prosperam. Quando ficamos acordados até tarde assistindo a filmes assustadores (que provocam ansiedade) e, de maneira impulsiva, comendo batatas fritas ou sorvete, estamos provavelmente acumulando muito *āma*. Quando trabalhamos no computador ou em outras telas até a hora de dormir, também estamos aumentando nosso *āma*. Quando não saímos para tomar sol nem para caminhar na natureza por pelo menos 30 minutos por dia, acumulamos toxinas (veja ***Sun Gazing***, na página 166, e **Aterramento**, na página 164). Quando não eliminamos os resíduos corretamente pela manhã – sim – estamos nos agarrando às toxinas, por isso devemos sempre seguir nossos impulsos naturais (veja **Siga os impulsos naturais**).

Siga os impulsos naturais

O ayurveda recomenda a não supressão dos impulsos naturais, pois isso pode causar um acúmulo de toxinas na mente e no corpo. Veja uma lista de impulsos que *não* devemos suprimir:

- Arroto
- Defecação
- Respiração profunda
- Tosse
- Choro
- Flatulência
- Fome
- Orgasmo, ou supressão dos fluidos genitais
- Sono
- Espirro
- Sede
- Micção
- Vômito
- Bocejo

A supressão desses impulsos pode levar à doença. Quando ouvir o "chamado da natureza", dê atenção imediata ao pedido. Caso não o faça, à medida que as toxinas se acumulam no sistema, elas podem acabar se incrustando profundamente em seus tecidos e, assim, um pequeno problema – que poderia ter sido facilmente corrigido – pode se tornar um problema sério, podendo exigir uma intervenção drástica. Ajude a si mesmo, se solte e se expresse em todos os níveis – incluindo no dos impulsos naturais.

Toxinas na vida cotidiana

As toxinas não são introduzidas no corpo apenas pelo que comemos ou pelos impulsos que suprimimos. Também estamos cercados por toxinas ambientais. As pessoas que moram nas proximidades de terras agrícolas convencionais (não orgânicas), correm o risco de estarem expostas ao glifosato e a outros herbicidas e pesticidas. Então, ainda que o alimento seja orgânico, o ar que respiram não é.

Nas cidades, as pessoas estão expostas a altos níveis de gases tóxicos, vapores e resíduos. O simples ato de apenas *morar* em nossas casas pode nos expor aos produtos químicos de nossos móveis, tapetes, tintas, e até mesmo de alguns pisos de madeira e de outros tipos.

Então, o que podemos fazer? Já que nos embrulhar em algodão orgânico e usar uma máscara de gás para respirar é algo simplesmente inviável, como podemos diminuir o fardo sobre o corpo?

Vamos começar por nossas próprias prateleiras e pelo armário do banheiro. Sempre peço que meus clientes me digam quais cosméticos e produtos para o corpo eles usam, incluindo xampu, condicionador, desodorante, pasta de dente, sabonete, hidratante, esmalte, rímel, sombra e tintura de cabelo.

Uma das marcas mais populares de pastas de dentes tem *sete* ingredientes potencialmente tóxicos: triclosan, lauril sulfato de sódio (LSS), adoçantes artificiais, flúor, propilenoglicol, dietanolamina (DEA) e microesferas (partículas de plástico que podem penetrar nas gengivas, bem como nos córregos e cursos d'água, e ser comidas por peixes, para os quais são tóxicas). É por isso que a maioria das marcas de pasta de dente possuem o aviso "não engula". Eles sabem que esses ingredientes, incluindo o flúor, podem ser altamente tóxicos quando ingeridos. Então, por que alguém colocaria isso na boca? Existem várias empresas ayurvédicas como a Auromère e a Himalaya que fazem boas pastas de dentes não tóxicas, mas uma das minhas favoritas é o simples bicarbonato de sódio. É até mesmo possível misturá-lo com um pouco de sal marinho e açafrão-da-terra para termos uma forma espetacular de limpar os dentes. Podemos adicionar algumas gotas de hortelã-pimenta orgânica ou óleo essencial de hortelã-verde.

Leia atentamente os ingredientes de todos os seus produtos para o corpo e pesquise-os no *site* do *Environmental Working Group* (www.ewg.org). O EWG classifica muitos dos produtos que usamos diariamente, podendo oferecer informações úteis e fáceis de usar para ajudá-lo a fazer compras de forma consciente. Confira se os seus cosméticos contêm produtos químicos tóxicos na *Campaign for Safe Cosmetics* (www.safecosmetics.org).

Por que isso é tão importante? Porque nossos corpos precisam usar energia de maneira inteligente. Quando devoramos alimentos ruins sem parar, lambuzamos nossos corpos com produtos químicos perigosos e colorimos nossos cabelos com tinturas letais, nossos corpos precisarão gastar toda a sua energia apenas para aliviar os estragos daquilo que passamos ou colocamos nele. Se reduzirmos a quantidade de toxinas que usamos, então o corpo poderá usar sua energia preciosa para fazer aquilo que foi projetado para fazer: reparar tecidos, limpar o sangue, assimilar nutrientes, eliminar resíduos e rejuvenescer a mente, o corpo e o espírito. Se sua energia está sendo desperdiçada apenas para tentar se livrar do que consumiu por vontade própria, então seu veículo não está sendo usado de maneira eficiente para ajudá-lo a caminhar no mundo e curar a si e os outros.

Perguntas para fazer a si mesmo

EM SEU CORPO · Leia os ingredientes de tudo o que usa *em* seu corpo.

- O que sua marca de pasta de dentes contém?
- O que sua marca de desodorante contém?
- O que sua marca de xampu/condicionador contém?
- O que sua marca de hidratante contém?
- O que sua marca de creme de depilar contém?
- O que sua marca de rímel contém?
- O que sua marca de batom ou hidratante labial contém?
- O que sua marca de tinta, produto para permanente ou alisamento de cabelo contém?
- O que sua marca de esmaltes contém?
- O que sua marca de sabonete líquido ou em barra contém?

EM SUA CASA · Os itens utilizados para limpar sua casa contêm alguma substância química? Acesse o site do *Environmental Working Group* (www.ewg.org) para verificar.

- Qual seu sabão para lavar roupas?
- Você usa lenço amaciante para secadora de roupas?
- Qual sua marca de detergente para louças?
- Como você limpa o chão?
- Qual seu tipo de espanador?
- Quais produtos de limpeza são usados em sua casa e banheiro?
- Sua esponja de louças é trocada com frequência?

EM SUA MENTE • O que você coloca em sua cabeça? Se sente calmo nas atividades em que está envolvido, ou elas fazem com que você se sinta agitado, assustado, frustrado ou estressado?

- Que tipo de programas de TV e filmes você assiste? Eles causam bem-estar ou ansiedade?
- Os livros que lê são assustadores, perturbadores, ou eles o enriquecem com sentimentos positivos?
- Em seu dia de trabalho, há pausas para respirar profundamente e caminhar, ou você fica em sua mesa até o final do trabalho?
- Você trabalha mais de 40 horas por semana e tem pouco tempo para si mesmo?
- Você tira férias?
- Você se dá um tempo longe de telas e monitores, ou fica ligado em seu *smartphone* ou *laptop* até a hora de dormir?

UMA CONSULTA AYURVÉDICA TÍPICA

Conforme veremos na **PARTE DOIS**, podemos nos curar por conta própria de muitas maneiras no início da prática ayurvédica. Ao perceber que algumas práticas simples são muito benéficas, talvez você queira saber mais e, para isso, marcar um horário com um profissional ayurvédico. Então, o que pode acontecer em uma consulta típica?

As pessoas costumam chegar reclamando de um sintoma ou outro como sua principal preocupação - por exemplo, excesso de peso, dificuldade para dormir à noite, estresse ou prisão de ventre. Depois de algumas perguntas do profissional, pode ficar claro que a preocupação inicial era, na verdade, apenas um sintoma de algo mais profundo. Quase sempre, esses estados de desequilíbrio são criados por alguma outra coisa, e é bom saber disso ao embarcar em sua jornada de cura.

Uma consulta ayurvédica usa muitas ferramentas de detecção e observação para descobrir o verdadeiro problema. Por meio de perguntas e interpretações de ferramentas de diagnóstico - exames da língua, pele, olfato, olhos, unhas e leitura dos pulsos - o profissional poderá determinar o ponto de desequilíbrio do consultante e criar um caminho sustentável para o seu bem-estar. Por exemplo, uma pessoa reclamando de dores de cabeça também pode ter azia e alguma erupção cutânea e, além disso, estar ficando prematuramente careca ou de cabelos brancos. Ela, também, talvez seja defensiva, impaciente, direta e intensa.

Um praticante perceberá imediatamente que o pitta dessa pessoa está em desequilíbrio (para os sinais de desequilíbrio de cada um dos ***doṣas***, veja o gráfico na página 29). Quando o cliente se sente melhor porque o praticante abordou os sintomas de sua dor de cabeça, o que o profissional está realmente fazendo é pacificar o pitta ao recomendar alimentos e ***prāṇāyāma*** com efeito de resfriamento (trabalho de respiração como a respiração de resfriamento, veja a página 157) e fazer outras recomendações relativas ao estilo de vida.

No meu caso, eu estava 18 quilos acima do peso e acreditava que esse era o meu problema. Contudo, aprendi com um profissional de ayurveda que isso era apenas o sintoma de um kapha desequilibrado, e que a perda de peso era apenas um benefício da redução do kapha. Reduzir o kapha, fisicamente, pode significar reduzir os laticínios, o trigo e o açúcar da dieta. Mentalmente, pode significar deixar de lado as velhas crenças, rotinas e padrões: jogar coisas fora, criar espaço e, antes de tudo, cuidar de si mesmo.

As queixas de uma pessoa primariamente vāta costumam estar ligadas à digestão, gases e inchaço, que podem ser facilmente remediados pela ingestão de alimentos cozidos quentes, usando bons óleos e pela diminuição dos alimentos crus e frios. Outras recomendações incluem praticar exercícios de *grounding* (aterramento) e de acolhimento como yoga e tai chi, ou nadar em água morna. Vestir roupas quentes e manter horários de alimentação podem ser excelentes para equilibrar o vāta.

Então, será que um profissional de ayurveda é necessário para iniciar o processo de cura? Não necessariamente. Se precisar de ajuda no futuro, procure um bom profissional em sua região ou peça recomendações.

CUIDE PRIMEIRO DE SI

Assim como em uma emergência aérea, antes de ajudar os outros devemos primeiro colocar nossa máscara de oxigênio! Caso contrário, nos sentiremos tontos e não conseguiremos socorrer ninguém. As pessoas costumam começar a se sentir mal porque passam muito tempo cuidando dos outros e esquecem de sua própria saúde. De fato, só percebem que estão se comportando assim no momento em que desabam. Isso é verdade tanto para os homens quanto para as mulheres quando estão tentando cumprir seus papéis tradicionais (mulheres como cuidadoras e guardiãs da casa e homens como provedores). Esses papéis tradicionais raramente refletem a realidade nos dias de hoje, mas essas expectativas antiquadas são persistentes. Em um relacionamento, cada parceiro, independentemente das exigências que recebe, precisa ter certeza de que suas próprias necessidades estão sendo atendidas. A rotina ayurvédica - que é um sistema completo de cuidados pessoais - é um excelente começo.

Muitas pessoas solteiras também tentam, por conta própria, fazer com que tudo dê certo e, para se sentirem realizadas, também exigem de si mesmas uma companhia. É natural querer se unir a alguém. Este é o nosso mundo e não há nada melhor do que encontrar a união certa. Mas uma pessoa solteira - como eu já fui - pode se sentir igualmente realizada quando valoriza tanto o relacionamento consigo mesma que passa a cuidar de si de forma acolhedora. Ah, se eu ganhasse um dólar toda vez que alguém me dissesse que não prepara suas próprias refeições porque *são só para ele mesmo!* Quem melhor para cozinhar, para cuidar, para acolher, senão para nós mesmos?

Caso tenha se reconhecido em qualquer um dos cenários, a recomendação do ayurveda é que, em primeiro lugar, coloque sua própria máscara de oxigênio para que possa desvendar os enigmas e encontrar seu caminho de cura. O ayurveda pode ajudá-lo a limpar as teias de aranha de sua mente para que comece a ver, de maneira bastante clara, que sua saúde perfeita e bem-estar são fundamentais para o bem-estar de todas as pessoas.

Um belo ditado em hebraico diz *tikkun olam*, isto é, "conserte o mundo".

Mas, para consertar o mundo, precisamos primeiro nos consertar.

A chave é o ayurveda.

Olhe antes de dar descarga!

A qualidade e a frequência de suas defecações podem dizer muito sobre o estado atual de sua saúde. Cada *doṣa* possui suas características próprias. Quando seus movimentos intestinais não estiverem normais, pare de ingerir o que não está funcionando e acrescente alimentos e suplementos que promovam uma melhor digestão, juntamente com práticas mais saudáveis e equilibradas em seu estilo de vida.

VĀTA EM EQUILÍBRIO
A eliminação ocorre entre 2 e 3 horas após despertar; pouco ou nenhum odor; a eliminação parece completa; fezes duras; marrom-escuras; sem gases

PITTA EM EQUILÍBRIO
Bem formado, mas mole; quebra-se ao dar descarga; odor leve; duas vezes por dia, geralmente ao acordar e depois de uma refeição

KAPHA EM EQUILÍBRIO
Eliminação regular ao acordar; uma ou duas vezes por dia; bem formado; marrom; grande quantidade; pouco odor ou mesmo um cheiro doce; de fácil limpeza

VĀTA EM DESEQUILÍBRIO
Não há defecação diária (isto é, a cada poucos dias); bolas duras e escuras; eliminação não parece completa; odor adstringente; gases excessivos

PITTA EM DESEQUILÍBRIO
Fezes aquosas, amareladas, ou esverdeadas ou diarreia; mais de duas vezes por dia; odor desagradável; queimação

KAPHA EM DESEQUILÍBRIO
Pegajoso, mole; com muco visível; é preciso passar papel higiênico várias vezes para limpar; eliminação incompleta

CAPÍTULO 3

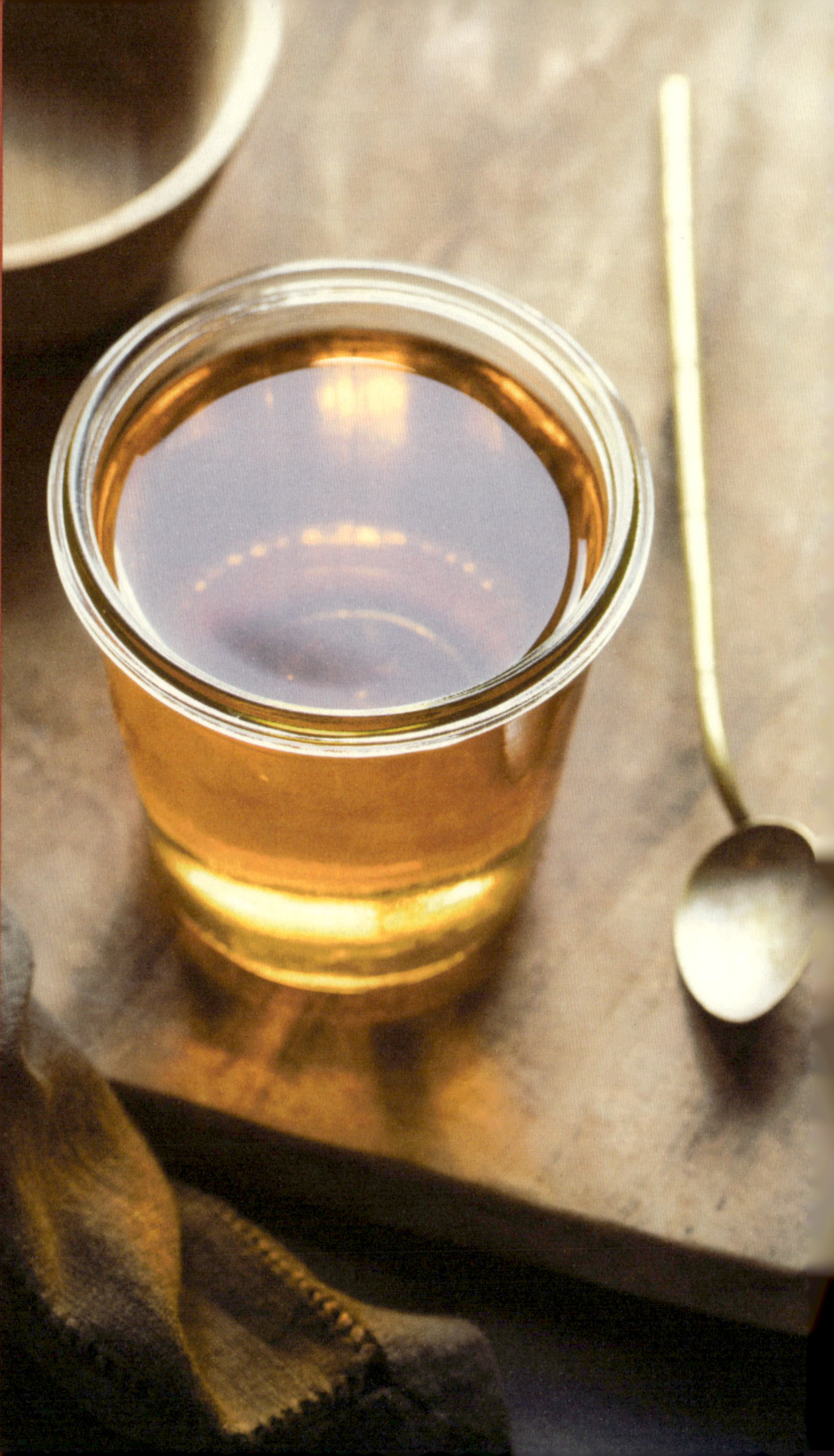

Visão geral dos métodos de cura ayurvédicos

Quando trabalham na cura de algum desequilíbrio dos *doṣas* de seus pacientes, os profissionais ayurvédicos podem, além de outras recomendações e práticas, prescrever certas ervas que servem para equilibrar os *doṣas*. Dependendo da constituição de cada indivíduo, as prescrições podem ser entregues por meio de comprimidos ou cápsulas, de pós, ou de uma mistura simples que pode ser lambida em uma colher. E dependendo do desequilíbrio específico, as preparações de ervas podem ser misturadas com ghee, aloé ou leite.

Porém, não há necessidade de saber fazer isso sozinho. Há muitas maneiras de começar a se curar por meio das técnicas e receitas ayurvédicas básicas discutidas na **PARTE DOIS**. Prepare-se para realizar mudanças, mas lembre-se de ir devagar. Pequenas mudanças podem ter efeitos profundos. Comecemos por alguns fundamentos, algumas diretrizes alimentares e outras práticas que podem começar a ser testadas.

DIRETRIZES ALIMENTARES BÁSICAS

O ayurveda recomenda evitar certos alimentos que podem criar resíduos tóxicos no corpo, chamados de *āma*. Dentre os alimentos a se evitar estão os alimentos congelados, as sobras (36 horas no máximo), alimentos processados, alimentos preparados no micro-ondas e sopas e molhos enlatados com muitos aditivos. Todos esses alimentos possuem uma força vital (ou *prāṇa*) reduzida.

Ainda que seja importante reduzir o consumo de certos alimentos, é igualmente importante aumentar e acrescentar outros alimentos, muitos dos quais estão incluídos nas receitas do **CAPÍTULO 5**. Certos alimentos são mais fáceis de digerir e, assim, o corpo pode usar a energia deles para curar e reparar. Além disso, é importante seguir certas diretrizes, como a redução do consumo de alimentos frios no inverno e alimentos quentes no verão (veja o **CAPÍTULO 8**, que inclui sugestões sazonais).

Você pode testar algumas das seguintes diretrizes básicas que funcionaram maravilhosamente para mim:

- Comece o dia com água quente e limão-siciliano ou taiti pela manhã (veja a página 113).
- Tome água morna ou chá ao longo do dia.
- Coma três refeições por dia. Não coma entre as refeições. Depois de comer, seu corpo usa esse alimento para obter energia e armazena o que não é necessário naquele momento. Entre as refeições, seu corpo, com o objetivo de manter-se vivo, é capaz de convocar forças para usar os bolsões de energia armazenada. Mesmo que você apenas mastigue cenouras ou fatias de maçã ao longo do dia, você estará privando seu corpo desse período natural de desintoxicação, no qual utiliza o que já está lá. Caso esteja sentindo fome entre as refeições, você provavelmente não está ingerindo uma quantidade suficiente de alimentos ricos em nutrientes a cada refeição. (Em alguns momentos, talvez ocorra de só haver tempo para duas refeições. Tudo bem, especialmente para kapha que, na verdade, pode se sentir melhor com apenas duas refeições. Falaremos sobre isso mais adiante.)
- Não misture frutas com outros alimentos. Coma frutas entre 45 minutos e 1 hora antes de qualquer refeição, idealmente antes do café da manhã. Isso não é considerado como lanche entre refeições. Quando esse intervalo de 45 minutos a 1 hora é respeitado, nossos sucos digestivos ganham bastante tempo para processar os nutrientes da fruta antes da refeição principal.

- Não coma legumes crus nem frutas ou bebidas frias. Evite o gelo. O corpo tem dificuldade de processar alimentos crus, os quais interferem na digestão. O mesmo vale para alimentos frios.
- Cada refeição deve ter o volume de cerca de dois punhados (duas mãos abertas) de comida, o que representa dois terços do seu estômago (pessoas com mãos grandes costumam ter um estômago maior). Em outras palavras, coma até ficar 80% cheio, deixando 20% de espaço para que os "fogos" digestivos metabolizem sua comida.
- Não coma demais. Você deve se sentir energizado depois de comer, não exausto e nem cheio. Caso se sinta dessa forma, então você comeu demais ou combinou alimentos que dificultam a digestão. É como colocar muita lenha no fogo - a chama acaba sendo abafada. Coma o suficiente para manter uma digestão ativa! Dois punhados – uma tigela grande – devem ser suficientes, se o alimento escolhido for rico em nutrientes e fácil de digerir.

O arroto indica que já comemos o suficiente, independentemente do que sobrou em nosso prato ou tigela. Fiz muitas refeições em que eu arrotava exatamente quando imaginava que havia comido apenas metade de meu almoço – mas lá estava ele. Até mesmo uma garfada a mais pode nos colocar na fronteira entre o estarmos bem e o estarmos satisfeitos. Então você acha que não arrota? Preste atenção, porque eu juro que você arrota, sim! Seu estômago sabe quando está cerca de dois terços cheio e o avisa empurrando o ar para fora. Então afaste o prato e aproveite a sensação de comer apenas até a saciedade.

- Coma menos proteína do que a quantidade típica de uma dieta ocidental. À noite, coma apenas quantidades leves de proteína, ou nenhuma. A menos que esteja trabalhando no turno da noite - pois nesse caso seu ciclo diário difere do padrão –, seu jantar contém provavelmente mais proteína do que precisa.
- Não misture proteínas. O *self-service* costuma ser muito confuso devido à quantidade de alimentos oferecidos. Mesmo escolhendo apenas os alimentos "bons", como feijão, tofu, ovos, queijo cottage e carnes magras, ainda assim seu corpo estará sendo sobrecarregado. As proteínas são digeridas em velocidades diferentes, então fique com apenas um tipo de proteína por refeição.

- O almoço deve ser a refeição mais importante do dia, sendo a mais densa em nutrientes, incluindo proteínas e carboidratos. Essa refeição costuma ser realizada durante o horário de trabalho, mas é muito importante prestar atenção enquanto come. Afaste-se do computador e, se possível, sente-se em um local externo.

- Os alimentos do jantar devem ser os mais fáceis de digerir. Os alimentos fáceis de digerir incluem as proteínas leves como os peixes (caso necessite de proteína no jantar), alimentos quentes e cozidos, sopas e verduras refogadas (que curiosamente têm um efeito calmante). Jante, no máximo, 3 horas antes de dormir.

- O café da manhã, embora não seja tão importante quanto a refeição mais substancial do dia entre as 10h e as 14h, é importante especialmente para pitta e vāta. Para esses tipos, deve ser quente, nutritivo e fácil de digerir. Kapha pode simplesmente comer uma tigela de frutas ou um mingau leve de cereais.

- Faça suas refeições sempre sentado. Em geral, é muito importante ter tempo para sentar-se ao comer e estar presente durante as refeições. Sente-se, aprecie o processo de se alimentar e preste atenção ao que há em seu prato. Sentar-se no carro para comer não conta.

- Caminhe depois das refeições. Uma pequena caminhada após o almoço e o jantar servirá de incentivo à digestão.

- Durma do seu lado esquerdo. Isso ajudará a promover a digestão. Quando dormimos do lado esquerdo, nossos órgãos principais ficam apoiados e nossos sucos digestivos fluem naturalmente.

Talvez você não seja capaz de fazer grandes mudanças nem de cumprir todos os itens dessa lista, mas mesmo algo tão simples como evitar água fria e beber água morna ao longo do dia pode ter um efeito profundo no corpo. Comer de duas a três refeições por dia (talvez mais ou menos o seu costume), não lanchar entre as refeições e preparar um jantar leve no mínimo 3 horas antes de dormir trazem benefícios de cura que podem fazer uma enorme diferença em sua saúde e bem-estar. Essa maneira de se alimentar permite que seu corpo funcione de forma mais eficiente, armazenando seus "fogos" digestivos durante as refeições e digerindo seu alimento corretamente, dando-lhe tempo para desintoxicar e reparar seus tecidos entre as refeições.

Experimentar algumas dessas diretrizes alimentares por algumas semanas pode elevar o nível de sua percepção, preparando a mente para novas mudanças e para mergulhar mais profundamente em um estilo de vida ayurvédico. No **CAPÍTULO 4**, apresentaremos uma rotina de 21 dias e, então, a escolha de seguir esse novo estilo de vida para melhorar a saúde ainda mais caberá a você. A seguir, veremos algumas outras recomendações úteis:

- Caso goste de beber café, adicione uma baga de cardamomo aos grãos de café antes de moê-los, ou uma pitada de cardamomo moído ao café coado. Essa especiaria reduz a acidez do café, tornando-o mais gentil ao estômago.
- Coma ghee diariamente. Para saber mais sobre esse óleo incrível, consulte "Entenda o ghee" na página 54. Aliás, não combine partes iguais de ghee e mel em uma refeição, pois isso pode aumentar as toxinas no corpo. Os textos antigos são fortemente contra essa prática, então, por favor, não tente fazer isso!
- Comece seu dia com uma geleia ayurvédica, a ***cyavanaprāśa*** [lê-se "tchiavana-praxa"]. O ***cyavanaprāśa*** contém muitos ingredientes que, juntos, promovem a saúde ideal, rejuvenescendo os tecidos e fortalecendo muitas funções do corpo. Uma colher (de sopa) de ***cyavanaprāśa*** todas as manhãs, junto com goles de água quente, pode beneficiar a todos (várias empresas produzem esse alimento; veja a seção **Recursos**, na página 210).
- Termine o dia bebendo *Golden milk* (leite dourado) (veja a página 86) e ingerindo ***triphalā***, um tonificante para o intestino que é o suplemento ayurvédico mais usado (veja a página 194). Disponível em comprimidos e em pó, a ***triphalā*** é feita a partir de três frutas desintoxicantes e tonificantes que ajudam a absorver e assimilar os nutrientes de forma mais eficaz e a se livrar dos resíduos por meio de movimentos intestinais saudáveis. Dois comprimidos são suficientes, mas para cuidar da saúde de seu paciente, o profissional ayurvédico poderá prescrever uma quantidade maior ou menor.
- Caso goste de uma taça de vinho ou cerveja, conhecer seu ***doṣa*** poderá ajudá-lo a fazer boas escolhas: vātas se saem melhor com vinhos doces, pittas com cerveja e kaphas com vinhos secos. Nenhum dos ***doṣas*** se sai bem com bebidas alcoólicas destiladas a menos que sejam prescritas por um profissional ayurvédico. As misturas ayurvédicas chamadas ***arishtams*** ou ***kashayams*** são medicamentos fermentados altamente eficazes, mas devem ser usados apenas sob orientação.

Entenda o ghee

[*ghī*, em hindi; *ghṛta*, em sânscrito]

Ghee é a manteiga clarificada. Há uma receita para fazer este delicioso elixir dourado na página 84, mas também é possível encontrá-lo em supermercados (compre apenas o produto orgânico). O ghee é usado em muitos tratamentos médicos ayurvédicos. É produzido do leite de vaca, a qual é considerada sagrada na Índia. Na prática, é um dos melhores sistemas para entregar nutrientes até os pontos mais profundos de todas as sete camadas de seus tecidos (plasma, sangue, músculos, gordura, ossos, sistema nervoso e tecidos reprodutivos de homens e mulheres). Portanto, cozinhar com ghee é essencial para se ter uma boa saúde geral: use mais para vāta e pitta, e um pouco menos para kapha.

É possível imaginar que, por ser um produto lácteo, não há como seu alto teor de gordura ser saudável, mas eu garanto que o ghee tem muitas qualidades de cura. Depois de apenas três meses comendo ghee diariamente, perdi 13,6 quilos. Se me permitem, vou cantar os louvores do ghee:

ÓLEO DE COZINHA DE ALTO CALOR tem um ponto de fumaça mais alto do que o azeite e o óleo de coco.

ÓTIMO PARA REFOGAR especiarias e para realçar suas qualidades de cura.

PODE SER GUARDADO POR MESES, MESMO POR ANOS, em temperatura ambiente, desde que não seja molhado.

REPLETO DE ÁCIDOS GRAXOS DE CADEIA MÉDIA, que são facilmente absorvidos pelo corpo e queimados como energia.

RICO EM ÁCIDO BUTÍRICO, um ácido graxo de cadeia curta, que estimula um trato digestivo saudável.

PODE SER USADO POR TODOS OS *DOṢAS*, mas traz mais benefício ao vāta porque tem todas as qualidades que o vāta precisa para ajudar a lubrificar, aquecer e fortalecer; eles devem espalhá-lo generosamente em tudo, incluindo em seus corpos! Kaphas devem fazer uso moderado da manteiga. Traz muito equilíbrio para pitta.

DIMINUI O COLESTEROL e níveis de triglicerídeos quando usado corretamente.

Use os sabores para orientar suas escolhas alimentares

No ayurveda, dividimos a comida em seis categorias: doce, ácido, salgado, picante, amargo e adstringente. Cada sabor corresponde a um ***doṣa***. Quantidades maiores ou menores de um sabor podem criar equilíbrio ou desequilíbrio. Porém, é importante que todos os seis sabores estejam presentes em cada refeição, pois essa é a maneira mais satisfatória de se alimentar. As diretrizes ayurvédicas não servem para desfavorecer ou deixar de fora.

A dieta ocidental é composta principalmente pelos sabores doce, ácido e salgado. Não é à toa que temos uma epidemia de obesidade, que a síndrome (e os distúrbios) do intestino irritável são prevalentes, e que muitas outras doenças existam em abundância, pois estes são os alimentos mais pesados e viciantes. Quando comemos apenas alimentos dessas categorias, nossos corpos não conseguem se curar. Para nos ajudar a criar equilíbrio na mente e no corpo, é imperativo que incluamos alimentos das outras categorias: picantes, amargos e adstringentes. Esses três sabores extraem de maneira efetiva o excesso de toxinas do corpo.

Curiosamente, a palavra ***rasa*** em sânscrito pode significar tanto sabor quanto emoção. Então, não existe alimentação que não envolva as emoções. Tudo está ligado à mente e ao corpo. O ayurveda também nos ensina por que o sabor mais satisfatório é o doce – é a primeira coisa que provamos: o leite materno, que é naturalmente doce. Todos nós ansiamos por sabores diferentes em momentos diferentes, e este desejo está quase sempre ligado a uma emoção. Uma análise fascinante do ayurveda nos leva a entender por que ansiamos ou desejamos certos alimentos. Vejamos o tema por sabor:

DOCE

Os alimentos doces são os mais satisfatórios de todos os sabores, e estão ligados a emoções intensamente satisfatórias também. Alimentos doces, em quantidades apropriadas, podem criar sentimentos de laços emocionais profundos, de amor e compaixão, de satisfação e a sensação de dar e receber afeto. Quando consumidos em excesso, a doçura pode levar à inércia, ao tédio e à carência.

Observe como se sente quando dá apenas uma ou duas mordidas em algo doce, e como se sente quando come um bolo inteiro. Pergunte a si mesmo: "Do que preciso? Talvez um abraço? Talvez eu precise amar mais, ou permitir-me ser amado?". Aconselho meus clientes que anseiam fortemente por doces a procurar novas válvulas de escape para expressar sua própria doçura. Talvez ser voluntário em um abrigo de cães, ajudar um parente ou vizinho idoso, fazer atos aleatórios de bondade, pôr moedas em alguns parquímetros, pagar o pedágio do carro atrás do seu, ou ser gentil consigo mesmo. Todas essas ações podem realmente diminuir o desejo físico por algo doce.

O que são alimentos doces? O doce é o sabor mais densamente nutritivo e inclui proteínas, carboidratos, gorduras, grãos, laticínios, pães, massas, legumes ricos em amido, frutas doces, nozes, óleos, açúcar, mel e todos os produtos animais, a saber, carne, frango e peixe.

Vāta e pitta se beneficiam de alimentos doces, pois precisam de mais água e aterramento, bem como de doçura. Kapha, que é feito dos elementos terra e água contidos no sabor doce, deve ingeri-lo com moderação, e talvez evitá-lo completamente durante períodos de excesso de kapha.

ÁCIDO

Os alimentos ácidos, quando consumidos em moderação, podem estimular o apetite e a digestão, e dão uma sensação de aquecimento e refrescância. Em excesso, os alimentos ácidos podem dar uma sensação de peso e calor, e podem trazer emoções negativas, pessimistas e de irritabilidade. Quando uma pessoa anseia por alimentos ácidos, talvez seja um bom momento para perceber como anda sua visão de mundo. Você luta contra o mundo? Culpa os outros e chora de frustração quando as coisas não saem do seu jeito? Para avaliar melhor a situação, a pessoa "ácida" pode recuar e avaliar a situação. Baixar a temperatura e secar um pouco, consumir menos alimentos ácidos e, também, reavaliar o mundo, as situações e as pessoas ao seu redor são ações que podem oferecer equilíbrio às emoções ácidas.

O que são alimentos ácidos? São refrescantes, azedos e vívidos: frutas cítricas, frutas azedas, tomates, iogurte, queijo, picles, a maioria dos vinagres e alguns álcoois.

Vāta se beneficia dos alimentos ácidos, pois são formados por elementos que lhe faltam, a saber, terra e fogo. Pitta e kapha são agravados negativamente pelo sabor ácido. É muito quente para o pitta e muito úmido para o kapha.

SALGADO

O salgado estimula a digestão e, quando usado com moderação, enriquece o sabor da maioria dos alimentos. Emocionalmente, um "comportamento salgado" em equilíbrio oferece maior franqueza e nos leva a atender nossas necessidades e desejos. Muito sal pode levar a sentimentos de ganância e vício (veja como é difícil comer apenas alguns grãos de pipoca, batatas chips ou batatas fritas). As características da personalidade salgada incluem a raiva, o mau humor constante e a irritação. Caso perceba um maior desejo por sal, dê uma olhada em sua vida e tente encontrar as áreas em que talvez não esteja conseguindo se expressar. Talvez você precise opinar mais e expressar suas necessidades de forma equilibrada.

Os alimentos salgados incluem os frutos do mar, as algas, a carne, o sal e os lanches. Verifique os rótulos dos alimentos enlatados e congelados, pois eles podem conter sal em excesso.

O *doṣa* vāta se beneficia dos elementos água e fogo contidos no sal. Pitta e kapha, quente e úmido, respectivamente, são agravados negativamente pelo sabor salgado.

PICANTE

O sabor picante desintoxica, estimula a digestão e tem efeito secante e de aquecimento. Emocionalmente, quando ingeridos em pequenas quantidades, os alimentos picantes podem criar clareza, propósito e motivação. Sua ação pode eliminar a sensação de peso ou confusão. Em excesso, pode estimular a abrasividade, a raiva e a agressividade. Caso anseie por alimentos picantes, é possível que esteja buscando uma maneira de expressar sua raiva ou frustração reprimidas. Tenha cuidado para não "explodir" com tanto fogo. Procure maneiras para esfriar – dê um mergulho ou caminhe em horários mais frios, à noite ou de manhã bem cedo. Beba um pouco de água de coco. Examine as áreas de sua vida em que se sente reprimido, e escolha se afastar e vencer com graça.

Os alimentos que contêm o sabor picante incluem gengibre, pimentas quentes, molho de tomate, cravo, tomilho, manjericão, pimenta-caiena, rabanetes, mostarda, wasabi, pimenta chili, alho e cebola.

O *doṣa* kapha adora alimentos picantes, pois equilibram sua natureza fria e úmida, e isso pode ajudá-lo a perder algum excesso de peso. O sabor picante, compreendendo os elementos fogo e ar, deve ser ingerido de forma limitada por pitta (calor) e vāta (seco).

AMARGO

Os alimentos amargos são extremamente desintoxicantes e podem reduzir as inflamações. Eles têm efeito secante, são frios e podem ser muito saborosos. Uma pequena quantidade de amargor pode ajudar a desempoeirar o espírito e permitir que as coisas sejam percebidas com mais clareza. O excesso pode criar uma sensação de tristeza e desilusão. As pessoas amargas são ciumentas, exaustas e más. Guardam rancor e culpam os outros quando as coisas dão errado. Quando tenho clientes que se sentem amargos, eles geralmente estão se aferrando a coisas que não existem mais ou estão desejando um resultado diferente, que nunca acontecerá. Enxergar o mundo e as situação como realmente são e aprender a aceitá-los pode ajudar a aliviar os sentimentos de amargura. A chave do entendimento e do desapego é saber que você está se reprimindo e que isso só gera prejuízos pessoais. Tente coisas novas na vida. Colecione novas experiências. Desapegue do passado.

Alimentos com sabor amargo incluem os *bitters* suecos (um tônico de ervas que é misturado ao suco ou à água); azedinha (ou vinagreira) e outras hortaliças de folhas; legumes amarelos; ervas amargas como camomila, hortelã e dente-de-leão; e rabanete.

O sabor amargo é bom para o *doṣa* kapha, que muitas vezes exala doçura e bondade (eles podem se beneficiar com um toque de amargo para equilibrar essas qualidades). A leveza fria do amargo pode criar equilíbrio para o *doṣa* pitta. Vāta deve evitar grandes quantidades de amargo por essas mesmas razões; frio e leveza levam a um aumento de vāta.

ADSTRINGENTE

Alimentos adstringentes são desintoxicantes e bons para limpar o paladar – criam uma tábula rasa emocional e abrem espaço para limpar a mente e começar tudo de novo, sem emoções persistentes. Em excesso, por serem muito robustos, podem levar a uma perda de interesse em atividades e rotinas. Uma pequena quantidade gera um grande efeito. O sabor adstringente não é muito comum, mas pode ser encontrado em feijões, lentilhas, romãs, mirtilo, bananas verdes, chá preto e verduras escuras. Pessoas com uma qualidade emocional adstringente costumam também estar cheias de amargura. Elas parecem limitadas, esgotadas e secas. Têm dificuldade de sorrir. O remédio é acrescentar todas as qualidades dos sabores doce, ácido e salgado – em abundância – em suas vidas. A meditação guiada e o uso de óleos essenciais doces, florais e picantes podem ajudar. Sair ao ar livre, caminhar na chuva e expor-se ao sol da manhã e do entardecer podem fazer maravilhas.

Em poucas palavras, vāta se beneficia do doce, do ácido e do salgado. Pitta se beneficia do doce, do amargo e do adstringente. E kapha se beneficia do picante, do amargo e do adstringente. As nozes são consideradas doces, porém são muito quentes, e por isso são melhores para o ***doṣa*** vāta. Pitta e kapha devem evitar as nozes, mas a maioria das sementes são ótimas para esses dois ***doṣas***.

Inicie uma cozinha ayurvédica

Não é necessário fazer uma reformulação completa para iniciar sua cozinha ayurvédica - basta começar a usar os itens que já tem para abrir espaço nas prateleiras e na geladeira e, aos poucos, substituí-los por outros que lhe servirão melhor. No **CAPÍTULO 4**, há algumas diretrizes básicas sobre como preparar sua cozinha.

Por outro lado, o **CAPÍTULO 5** contém algumas receitas incríveis, que talvez incluam vários ingredientes que você nunca ouviu falar ou com os quais está apenas ligeiramente familiarizado. Especiarias em sua maioria.

No **Apêndice A**, na página 203, há uma lista de ingredientes ayurvédicos comuns que serão usados nas receitas, que podem lhe dar uma dica do que virá.

No entanto, antes de sair comprando todos os itens mencionados, escolha suas receitas, veja os ingredientes que irá precisar e comece a comprá-los conforme for precisando.

PRÁTICAS E EXERCÍCIOS FÍSICOS DIÁRIOS

Listamos aqui muitas práticas ayurvédicas. Não ache, entretanto, que precisa incorporar todas elas em sua rotina diária. Mesmo que inclua apenas uma ou duas, você já começará a se sentir melhor. O ayurveda é incrível neste ponto: mudanças sutis são capazes de produzir efeitos profundos. Seu corpo irá responder porque estava esperando por isso! Na **PARTE DOIS**, há uma descrição de como realizar essas práticas e entender os benefícios de cada uma.

- Aromaterapia (veja a página 119)
- Respiração (veja a página 154)
- Escovação a seco (veja a página 114)
- Lavagem dos pés e Massagem com óleos (veja a página 167)
- Massagem na cabeça com óleos (veja a página 169)

- Meditação (veja a página 159)
- Óleo nasya (veja a página 118)
- Pote nasal (veja a página 117)
- Massagem com óleos (veja a página 115)
- Bochecho com óleos (veja a página 112)
- *Sun Gazing* (cura solar) (veja a página 166)
- Raspagem da língua (veja a página 111)
- Yoga (veja a página 122)

DIRETRIZES ESPECÍFICAS PARA CADA *DOṢA*

Os semelhantes se atraem. Essa é uma lei do universo. Tente incluir em seu dia alimentos e atividades que satisfaçam todos os três *doṣas*, levando em conta seus sentimentos, o clima, a agenda de seu dia e qual *doṣa* pode ser agravado (revelado por sinais de desequilíbrio; veja a página 31). Às vezes, podemos nos sentir frustrados e irritados (excesso de pitta), ou podemos sentir vontade de nos enfiarmos de baixo do cobertor e não sair da cama (excesso de kapha), ou podemos estar atrasados para uma reunião porque estávamos distraídos com muitas outras coisas que encontramos pelo caminho (excesso vāta). No ayurveda, quando discutimos os desequilíbrios dos *doṣas*, estamos sempre falando em termos de muita qualidade dóxica, não pouca.

Durante a prática do ayurveda, é extremamente importante estarmos todos os dias cientes de nosso bem-estar. Algumas pessoas podem ter uma doença subjacente ou algum desequilíbrio crônico que deve ser pacificado de forma contínua, mas todos podem mudar lentamente. Mantenha-se consciente, conheça a si mesmo e use os métodos deste livro para se curar sutilmente, 24 horas por dia. É disso que se trata o ayurveda: permitir que seu corpo se desintoxique naturalmente, 24 horas por dia, alimentando-se e cuidando de si mesmo de maneiras que permitam ao corpo realizar de forma cômoda o trabalho que foi projetado para fazer.

Todos os *doṣas* podem ser equilibrados com comida, bebida, exercícios, meditação, respiração e muito mais. Conforme mencionado anteriormente, o equilíbrio de cada *doṣa* advém da ingestão de uma combinação de todas as seis categorias alimentares, mas é preciso limitar ou favorecer certos sabores em cada refeição, dependendo de suas necessidades. Para cada *doṣa*, os exercícios consistem geralmente em uma combinação de alongamento (yoga), exercícios aeróbicos e musculação; cada uma dessas atividades deve ser calculada para equilibrar os *doṣas*.

Para alguns, a meditação pode ser um desafio e, para outros, uma salvação. É, no entanto, recomendada para todos os ***doṣas***, com tempo e técnicas específicas para ajudá-los a receber o maior benefício. Os ***doṣas*** também recebem muitos benefícios quando aprendem a respirar corretamente e a realizar exercícios para melhorar ou acalmar os desequilíbrios. Entoar um mantra pode ajudar a acalmar seus pensamentos, excitar a mente e abrir canais criativos e de cura (todas essas práticas são explicadas na **PARTE DOIS**).

Diretrizes para o *doṣa* vāta

Algumas das qualidades de vāta são: frio, seco, áspero e não aterrado. Então escolhemos comer, exercitar e respirar de maneiras que mitigam ou reduzem essas qualidades. Vāta deve comer alimentos quentes, cozidos e fáceis de digerir para que o corpo possa conservar sua energia e se manter aquecido e saudável. A energia que vāta usa para digerir alimentos crus é canalizada para outros processos metabólicos, incluindo a reparação de tecidos e limpeza do sangue. Também é importante que vāta crie um cronograma e tente manter uma rotina - especialmente com as refeições. Vāta é o único ***doṣa*** que esquece de comer. Comem meia barra de chocolate, colocam o resto em sua bolsa e esquecem dele. Isso nunca aconteceria com os ***doṣas*** pitta ou kapha! Além disso, devido à inclinação natural de vāta para o medo e a preocupação, é importante que se sinta seguro e protegido.

- Os alimentos devem ser bem cozidos e fáceis de digerir, e a alimentação deve ser acompanhada por goles de alguma bebida morna durante toda a refeição, de preferência água morna.
- Dê preferência a sabores doces, ácidos/azedos e salgados, que ajudam a nutrir o ***doṣa*** vāta.
- Reduza os sabores picantes, amargos e adstringentes, que aumentam o vāta.
- Vista-se de forma a se manter aquecido. Use mais de uma camada, mesmo no verão. Use um cachecol no outono, inverno e início da primavera.
- Os exercícios ideais para vāta incluem o aterramento e os exercícios mais lentos, como o tai chi ou o qigong; a natação em água morna; o yoga lento e suave; os passeios ao ar livre em dias quentes; as caminhadas curtas; e o ciclismo leve em locais planos.

Diretrizes para o *doṣa* pitta

Os atributos de pitta incluem: quente, ácido/azedo e picante; desse modo, buscamos os opostos para equilibrar esse *doṣa* do fogo. Pitta irá gravitar em torno de tudo que aumenta o *doṣa*, à medida que prospera em meio às qualidades quentes e vibrantes. Mas quando pitta está em desequilíbrio, esse *doṣa* pode ser prejudicial para si mesmo e para os outros. Pitta adora alimentos picantes e adora contar isso aos outros! Suarão profusamente ao comer *chili* e contarão para todos o quanto adoram isso. Mais tarde, entretanto, sofrerão de azia ou indigestão. Por isso, é importante acalmar pitta com alimentos doces e com efeito de resfriamento, bem como incentivar menos competições e desafios, e mais cooperação nos esportes e nas atividades individuais ou em equipe.

- Dê preferência a bebidas e alimentos frios. Pitta adora bebidas geladas, então, se possível, passe gradualmente do gelado para o frio e, finalmente, para a temperatura ambiente.
- Dê preferência aos sabores doces, amargos e adstringentes, que equilibram as qualidades ardentes de pitta.
- Reduza os sabores ácidos/azedos, salgados e picantes, que aumentam pitta.
- Evite superaquecer ao se exercitar.
- Os exercícios ideais para pitta incluem exercícios em ritmo médio, como as caminhadas rápidas ou corridas leves; natação em água fria; ciclismo não competitivo; esqui *cross-country*; e atividades ao ar livre em dias frios.

Diretrizes para o *doṣa* kapha

Kapha, feito de terra e água, é mais pesado e resistente que os outros *doṣas*. Sem nenhuma orientação, eles passariam o dia comendo alimentos doces ou comidas pesadas, oleosas e fritas. A textura cremosa é uma das favoritas de kapha. Mas isso só contribui para aumentar aquela energia pesada, opaca e inerte. Os sabores picante, amargo e adstringente servem, na verdade, para extrair o excesso de kapha do corpo, secando-o e retirando-o. Kapha costuma ter falta de apetite, mas quando o relógio marca 8h, 12h ou 18h, ele sabe que *só pode* ser hora da refeição! E, então, as pessoas desse *doṣa* comem. Se kapha quiser perder peso, poderá se beneficiar muito fazendo duas refeições por dia.

Uma refeição maior entre as 10h e as 14h e uma refeição leve no final da tarde ou no início da noite (às 17h ou às 18h) pode ser suficiente, podendo ajudar a reduzir o excesso de kapha.

- Prefira uma dieta mais leve com alimentos fáceis de digerir, pois a digestão de kapha costuma ser lenta.
- Reduza os laticínios, por serem frios, doces e ácidos, que são características de kapha.
- Prefira comidas e bebidas quentes, já que kapha é geralmente frio. Bebidas e comidas geladas aumentam o kapha e, então, é preciso gastar muita energia para criar calor, a qual poderia ser usada para outros processos metabólicos.
- Não beba quantidades abundantes de água, pois isso aumenta o kapha. Tome apenas goles de água morna ao longo de todo o dia.
- Alimente-se com sabores mais picantes, amargos e adstringentes, os quais extraem o excesso de kapha do corpo.
- Reduza os sabores doces, ácidos e salgados, a fim de não aumentar essas qualidades no doce kapha, que podem causar ganho de peso e imobilidade.
- Vista-se de modo a se manter aquecido para que o corpo possa usar sua energia para rejuvenescimento e reparação.
- Os exercícios ideais para kapha incluem atividades vigorosas e exercícios de longa duração que estimulam a transpiração, como a corrida, os exercícios aeróbicos, a dança, o remo, o yoga ativo e a musculação.

4

CAPÍTULO

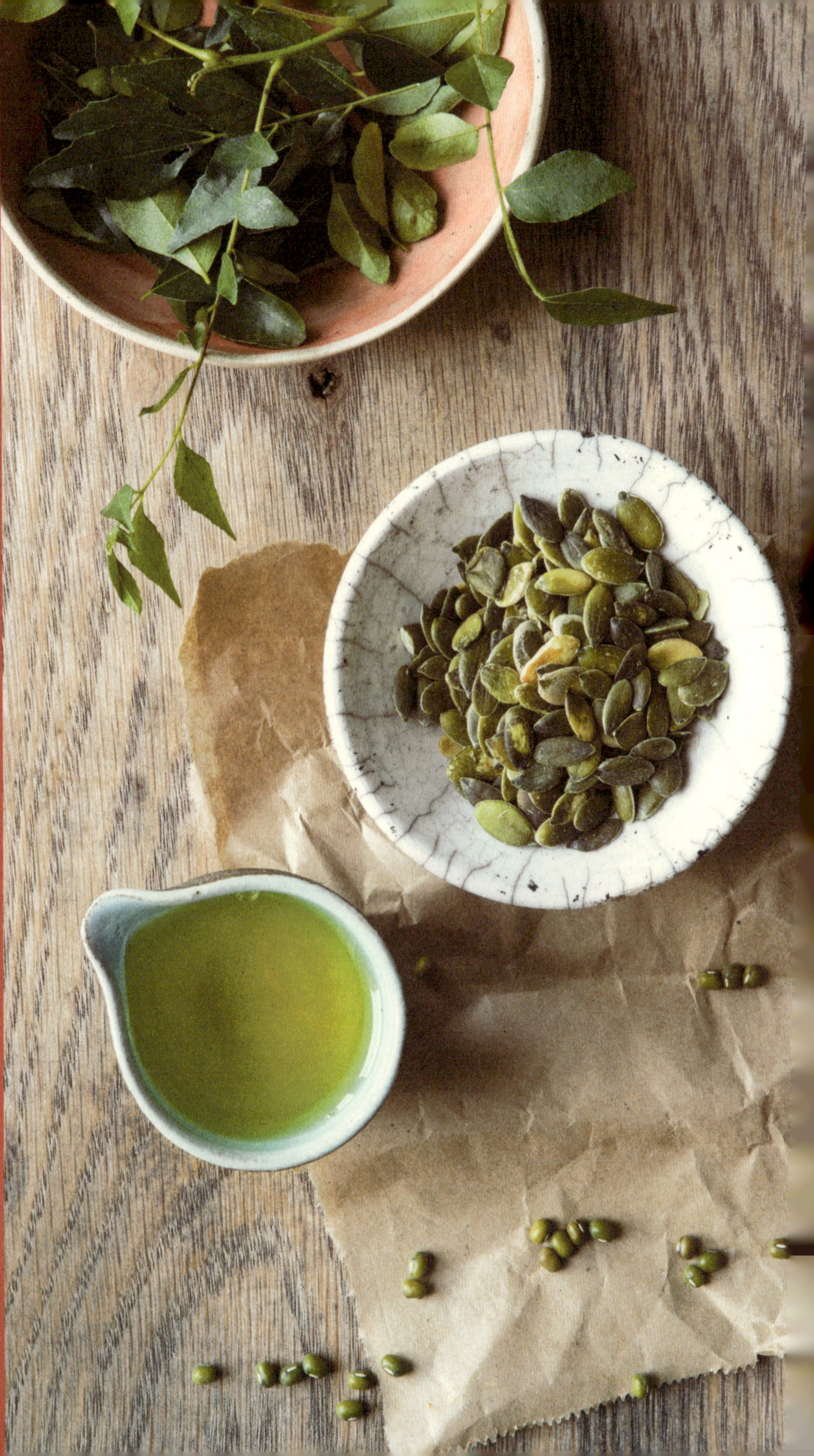

Prática moderada de 21 dias de ayurveda

Ao experimentar algo novo, lembre-se de dar a si mesmo tempo e permissão para ser flexível. Com sorte, haverá uma vida inteira para integrar essas novidades às suas atividades diárias, então dê um passo de cada vez. No momento em que começar a notar os benefícios do ayurveda, é possível que queira torná-lo um estilo de vida permanente, então comece lentamente, aprenda os motivos por trás dos rituais e veja o que faz você se sentir melhor. Este é um caminho individual, então não se apresse, ande em seu próprio ritmo e acrescente novos elementos do ayurveda quando se sentir pronto. Caso progrida lentamente, suas chances de continuar a seguir essa mesma trilha serão maiores.

Não há necessidade de mergulhar nesse estilo de vida de uma só vez, ou de se comprometer a isso por vários meses ou mais. Você pode apenas molhar as pontas dos dedos por três semanas, usando este capítulo como guia. Lembre-se, é possível fazer isso por conta própria, contudo, caso precise de apoio, marque uma consulta com um profissional ayurvédico.

TRÊS PASSOS PARA INICIAR NO AYURVEDA

Vamos ver como preparar o caminho para o seu novo estilo de vida ayurvédico. Em primeiro lugar, veja se este é um bom momento em sua vida para começar um projeto de transformação. Por exemplo, caso esteja planejando sair de férias na próxima semana ou esteja em meio a alguma mudança, talvez sinta dificuldade de se comprometer com o plano de 21 dias. Quando decidir que está na hora, separe um caderno somente para esse fim – seu diário ayurvédico – e comece a elaborar seu plano.

1. Observe suas condições atuais

Defina suas principais preocupações, ou as principais coisas que deseja mudar em sua vida. Pare um momento, sente-se em silêncio, respire e faça a si mesmo as perguntas abaixo – e lembre-se do que disse o Buda: "primeiro pensamento, melhor pensamento". Em outras palavras, não se censure. Deixe fluir. Responda às seguintes perguntas em seu diário ayurvédico:

- Em minha vida, o que não me serve mais?
- Se eu pudesse fazer qualquer coisa que quisesse, o que seria?
- O que está me impedindo de seguir em frente?

Em seguida, faça uma lista dos obstáculos que podem estar interferindo em seu bem-estar, ou dos problemas atuais de sua vida. Ao lado de cada item, anote uma solução simples. Não se preocupe com a implementação da solução, apenas anote. Por exemplo:

PROBLEMA · No final do dia de trabalho, eu não tenho energia para cozinhar uma refeição saudável.

SOLUÇÃO · Prepare os ingredientes do jantar de manhã para que tudo esteja pronto para a hora de cozinhar o jantar.

PROBLEMA · Eu não sei cozinhar.

SOLUÇÃO · Faça aulas de culinária e aprenda uma receita. Chame um amigo para cozinhar com você.

PROBLEMA · Não tenho tempo para implementar novas práticas pela manhã.

SOLUÇÃO · Acorde 10 minutos antes e inclua apenas uma nova prática. Não aperte o botão soneca. Levante-se!

2. Defina sua intenção

Pense no que espera ganhar fazendo mudanças em sua vida. Com certeza essas coisas serão positivas. Será necessário definir sua intenção de fazer essas coisas acontecerem. Assim, silencie-se por um tempo e pense nisso primeiro. Em seguida, escreva o que lhe vier à mente em seu diário ayurvédico. Não há necessidade de escrever páginas e páginas; apenas alguns pensamentos ou frases podem ser suficientes para definir sua intenção. Seja específico em suas necessidades e desejos. E seja positivo! Uma vez escrita, sua intenção parecerá muito mais real.

3. Prepare sua casa

Com tempo, examine sua casa para determinar o que não serve mais. Comece pela cozinha, examine os armários, a geladeira e o *freezer*. Encontrou *junk food*, alimentos processados, refeições congeladas e outros alimentos menos saudáveis? Em caso positivo, encaixote os não perecíveis para outra hora ou considere a ideia de doá-los. Consuma todos os perecíveis, mas não deixe de jogar as sobras velhas no lixo ou na caixa de compostagem.

Já que está na cozinha, verifique se possui alguns utensílios essenciais. É melhor não cozinhar com nada que tenha revestimento de teflon, pois esse material pode ser tóxico quando arranhado ou superaquecido. Já que será preciso ter uma variedade de panelas, comece com pelo menos uma caçarola de aproximadamente 4 litros, uma panela grande e outra pequena. Alguns itens úteis incluem um mixer, um liquidificador, uma panela de pressão, um coador com tela de malha fina e um espremedor de frutas. Caso não tenha esses itens, não há necessidade de correr para comprá-los. Gaste esse dinheiro com suprimentos ayurvédicos.

Em seguida, verifique os itens de seu banheiro, seus produtos de limpeza e artigos de beleza. Quaisquer itens que contenham agentes químicos agressivos não são propícios para a prática ayurvédica. Não há necessidade de jogar tudo no lixo, mas veja quais produtos estão acabando e faça planos para, no futuro, escolher similares mais saudáveis.

Se possível, compre alguns itens ayurvédicos. Algumas das minhas marcas favoritas de produtos naturais são Himalaya, Auromère, Dr. Bronner's e JĀSÖN. Em relação aos produtos de limpeza doméstica, eu gosto bastante da Seventh Generation (se quiser, faça seu próprio removedor multiúso com vinagre branco, suco de limão, bórax e bicarbonato de sódio). Veja minhas recomendações em **Recursos**, na página 210.

SEU PLANO DE 21 DIAS DE CUIDADOS PESSOAIS AYURVÉDICOS

Pense em termos de semanas, não de dias. O objetivo da primeira semana é juntar os suprimentos, aprender algumas receitas e pensar em como começar a implementar sua rotina diária, chamada ***dinacaryā*** [lê-se "dina tcharia"]. O da segunda semana é incluir mais rituais ayurvédicos em seu dia e mais refeições ayurvédicas em seu plano. Na terceira semana, talvez surja alguma inspiração para continuar aprendendo novas receitas, para abrir espaço e criar tempo para a sua rotina matinal e para começar a implementar sua rotina noturna, que também faz parte da ***dinacaryā***.

Cada semana do plano de 21 dias se divide em mente, corpo e espírito. Adiante, há orientações sobre como cuidar de cada uma dessas partes. Na página 72, há uma planilha que pode ser usada para criar suas próprias práticas diárias personalizadas.

Semana um

MENTE • Concentre-se nas mudanças desejadas e visualize os passos que tomará para fazê-las acontecer. Em seu diário ayurvédico, registre qual será o passo que dará todos os dias para se sentir mais equilibrado. Anote algo que possa fazer por si mesmo para se sentir bem e algo que possa se desapegar por não lhe servir mais. Além disso, empenhe-se todos os dias para que isso aconteça, ou pelo menos para dar início a algum plano.

CORPO • Prepare-se para a semana lendo as receitas do **CAPÍTULO 5**. Escolha três novas receitas para experimentar. O kitchari deve estar entre elas (veja as páginas 87-93). O kitchari pode ser consumido em qualquer refeição do dia. Faça um bule de *Chá CCE diário* (veja a página 83) todas as manhãs e beba-o durante o dia todo. Como alternativa, prepare um chá de gengibre, adicionando algumas fatias de gengibre fresco à água quente. Beba-o durante o dia todo.

Compre um raspador de língua (veja a página 111), uma escova para escovação a seco (veja a página 114), óleo para o tratamento nasya (veja a página 118) e óleo para o ***abhyaṅga*** (veja a página 115) para iniciar sua rotina diária. É sempre bom ter óleo de gergelim orgânico para o bochecho com óleos e outras práticas (não o óleo de gergelim torrado, o qual é usado apenas para cozinhar!).

ESPÍRITO • Organize seu tempo, busque um local para meditar (veja a página 159) e realize técnicas de respiração (veja a página 154) por pelo menos 5 minutos. Baixe um aplicativo em seu *smartphone* ou *tablet*, como o *Insight Timer* ou o *Headspace*. Registre o tempo de meditação em seu diário ou em seu aplicativo. Ao longo da semana, acrescente diariamente alguns minutos ao tempo. Observe como se sente e, após a meditação, anote seus *insights* ou suas observações.

Semana dois

MENTE • Observe seus sentimentos durante o processo de 21 dias. Quais são? Resistência, aceitação, entusiasmo, tédio ou outra coisa? Seja o que for, anote em seu diário ayurvédico. Deixe que essas emoções venham à tona e se concentre naquilo que o faz se sentir melhor. Caso perceba que está criando obstáculos para si mesmo, anote-os em um papel, amasse-o, jogue-o fora e volte ao plano. Lembre-se de que você não é seus pensamentos. Faça um discurso motivacional a si mesmo. E lembre-se de fazer tudo aos poucos – uma coisa de cada vez. Não há necessidade de criar empecilhos para fazer algumas mudanças simples. Desapegue e recupere seu entusiasmo.

CORPO • Reveja o exemplo de rotina na página 74 e inicie sua rotina diária (***dinacaryā***). Comece a usar seu raspador de língua, o óleo para ***abhyaṅga*** e a escova para esfoliação a seco. Arrume tempo pela manhã para inserir essas práticas em sua rotina matinal. Faça duas receitas novas essa semana. Dentre as receitas do **CAPÍTULO 5**, encontre novos alimentos e os incorpore ao seu café da manhã. Aprenda a fazer ghee (veja a página 84).

ESPÍRITO • Pratique meditação silenciosa em caminhadas ao ar livre. Observe como o seu corpo se comporta ao ar livre: se movendo, respirando, se conectando. Envolva-se com a natureza. Pratique o *Sun Gazing* (veja a página 166) ao amanhecer e ao anoitecer. Continue a meditação e o trabalho de respiração da semana anterior, acrescentando diariamente alguns minutos ao tempo de prática, da mesma forma como foi feito na primeira semana.

Semana três

MENTE • Observe-se para perceber o que está funcionando e o que não está. Faça pequenos ajustes até que tudo se encaixe. Não force nada. Não há necessidade de ser rígido. Vá devagar, dê tempo a si mesmo e deixe que a mudança ocorra naturalmente, em um ritmo lento.

CORPO • Todos os dias ou a cada dois, crie uma nova refeição. Preste atenção no ciclo anual e saiba quais frutas e legumes estão na estação e, ao fazer compras, escolha essas frutas e legumes. Para evitar sobras em suas refeições, faça porções menores (veja as sugestões sazonais no **CAPÍTULO 8**).

Pratique yoga todos os dias por pelo menos 10 minutos. Escolha algumas posições do **CAPÍTULO 6** que sejam confortáveis e trabalhe com elas. Se puder, faça aulas de yoga com um bom professor. Uma aula por semana é suficiente, mas o yoga deve ser praticado diariamente em casa.

Comece a implementar a rotina noturna em sua ***dinacaryā*** (veja a página 74). Passe óleo em seus pés e couro cabeludo (veja as páginas 115-116). Antes de dormir, tome a triphalā (veja a página 192) e beba *Golden milk* (veja a página 86).

ESPÍRITO • Aumente o tempo de sua meditação, se esforce para chegar a 30 minutos por dia. Não cobre muito de si nem dos outros. Diminua suas expectativas e aceite as coisas como elas são, porém visualize como poderiam ser. Comece pela meditação de autoavaliação (veja a página 159) e continue seu trabalho de respiração.

Planilha personalizada de seu plano de cuidados pessoais

Com as orientações recebidas neste capítulo, use a planilha a seguir para criar suas próprias práticas ayurvédicas diárias.

SEMANA 1							
	Dom	Seg	Ter	Qua	Qui	Sex	Sáb
MENTE							
CORPO							
ESPÍRITO							
NOTAS							

SEMANA 2

	Dom	Seg	Ter	Qua	Qui	Sex	Sáb
MENTE							
CORPO							
ESPÍRITO							
NOTAS							

SEMANA 3

	Dom	Seg	Ter	Qua	Qui	Sex	Sáb
MENTE							
CORPO							
ESPÍRITO							
NOTAS							

EXEMPLO DE ROTINA DIÁRIA (*DINACARYĀ*)

Conforme mencionado anteriormente, no ayurveda, chamamos nossa rotina diária de *dinacaryā*. Minha rotina é bastante padronizada, mas muda de acordo com a estação, o tempo que tenho disponível, e como estou me sentindo naquele dia. A *dinacaryā* será um pouco diferente para cada um. Vejamos um exemplo de um dia ayurvédico típico:

Manhã

- Acorde entre as 6h e as 7h, de preferência sem alarme. Dormir com as cortinas e persianas abertas - se isso for apropriado para o momento atual de sua vida - é uma maneira maravilhosa de permitir que a luz natural nos acorde.
- Antes de sair da cama, estabeleça sua intenção para o dia. Respire fundo enchendo a barriga e foque nos pontos importantes do dia. Faça uma pausa para expressar gratidão e diga algo que fará apenas para si mesmo hoje.
- Sente-se na cama. Faça algumas torções e alongamentos suaves para que seu sangue flua. Levante-se e faça algumas flexões em pé para a frente (veja a página 137), inalando e exalando para baixo. Sinta seu coração batendo. Agradeça.
- Vá ao banheiro e permaneça ali até conseguir eliminar completamente os resíduos que foram separados dos nutrientes durante a noite. Urine e aguarde o tempo necessário para que seu movimento intestinal seja completo. Um banquinho de cócoras (*squatty potty*) - um banquinho para apoiar os pés e que se encaixa ao redor do vaso sanitário - é um bom investimento. Use-o para elevar os joelhos um pouco acima de seus quadris para estimular um movimento intestinal mais fácil. Não faça força. Respire profundamente. A evacuação ocorre melhor na expiração. Relaxe. Observe a qualidade de seu movimento intestinal (veja a página 47), pois esta é uma indicação clara de sua saúde.
- Depois de lavar as mãos, raspe a língua com um raspador de língua ou colher. Note se há algum revestimento em sua língua e qual é a cor (veja a página 111).
- Escove os dentes com uma pasta de dente natural ou ayurvédica (veja marcas que amo na página 42) ou com bicarbonato de sódio.

- Faça bochecho com óleo de coco ou óleo de gergelim (veja a página 112). Cuspa o óleo em um recipiente para descarte depois de 10 a 20 minutos. *Não* cuspa o óleo na pia; isso poderá entupir seu encanamento.
- Enxágue a boca com ¼ de colher (de chá) de bicarbonato de sódio misturado em um pouco de água morna.
- Beba um copo pequeno de água morna com limão-siciliano ou taiti (veja a página 113). Não beba a água morna antes de ter limpado as bactérias da boca, ou você estará apenas ingerindo o que seu corpo trabalhou duro para expulsar durante a noite.

Para economizar tempo e manter o andamento de sua rotina, deixe uma chaleira elétrica em seu banheiro para beber água quente e para outras rotinas. Tenho uma bancada ayurvédica em meu banheiro para facilitar minha rotina. O que há em minha bancada? Uma chaleira, vinagre de maçã, óleo de coco, óleo para abhyanga, pós e pastilhas de ervas ayurvédicas, óleos essenciais, escova para esfoliação a seco, um pote nasal, óleo para tratamento nasya, colheres de medidas, ramequins para misturar pós, um copo pequeno e bicarbonato de sódio.

- Caso more em um local de clima úmido, tenha alergias sazonais, ou esteja fazendo um detox, use um pote nasal (veja a página 117).
- Caso não use um pote nasal, use o óleo de tratamento nasya em suas narinas (veja a página 118). Caso use um pote nasal, espere por pelo menos 1 hora antes de aplicar óleo nos seios nasais.
- Medite por 20 a 30 minutos (veja a página 159).
- Exercite-se de forma apropriada para o seu ***doṣa***. O ayurveda incentiva o exercício físico durante o horário kapha, por isso é melhor quando realizado entre as 6h e as 10h e entre as 18h e as 22h.
- Use sua escova para esfoliação a seco (veja a página 114) e/ou realize sua massagem com óleos (veja a página 115).
- Tome banho usando sabonetes e xampus naturais. Caso tenha feito uma massagem com óleos, tente deixar uma camada de óleo em sua pele. Este

verniz irá bloquear as toxinas ambientais sempre que estiver fora de casa; não é preciso retirar todo o óleo.

- Tome um café da manhã quente e nutritivo. Lembre-se de não misturar frutas com outros alimentos, pois as frutas são digeridas em uma velocidade diferente. Uma boa ideia é comer a fruta antes ou depois de meditar. Isso dará tempo para que a fruta seja digerida (são necessários 45 minutos) e, assim, seu corpo, logo após o banho, terá mais sucos digestivos preparados para sua refeição principal.
- Faça sua maior refeição do dia entre as 10h e as 14h, durante o horário pitta. Se sua rotina matinal ultrapassar as 10h, tente fazer desta a sua refeição mais densa do dia. Pense nela como um café da manhã tardio ou um almoço antecipado. Espere de 4 a 5 horas antes da próxima refeição. Talvez isso signifique que você comerá duas refeições em alguns dias, e três em outros, dependendo do horário de seu café da manhã. Não há problema em comer apenas duas refeições em alguns dias, especialmente para kapha.

Meio-dia

- O melhor momento para realizar um trabalho concentrado que requeira atenção mental ou física é o horário pitta, das 10h às 14h.
- Almoce de maneira consciente, esta é sua maior refeição do dia. Esta é uma boa hora do dia para comer proteínas.
- Caminhe por 5 ou 10 minutos após a refeição para estimular a digestão.
- Um ótimo momento para o trabalho criativo ocorre entre as 14h e as 18h, durante o horário vāta.

Rotina noturna

- Uma ducha rápida ou banho antes do jantar, se necessário, é uma boa maneira de "lavar-se do dia".
- No jantar, faça uma refeição leve entre as 17h e as 18h. (O horário kapha ocorre entre as 18h e as 22h.)
- Caminhe por 5 ou 10 minutos após a refeição para estimular a digestão.
- Realize atividades calmantes, como dobrar as roupas lavadas, ler um livro ou ouvir música.
- Antes de dormir, consuma sua triphalā (veja a página 192) e beba *Golden milk* (veja a página 86).
- Passe fio dental e escove os dentes.
- Vá para a cama às 21h ou às 22h. Esta também é a melhor hora do dia para o sexo (veja a página 170).
- Registre quaisquer pensamentos que passem por sua mente para que eles não perturbem seu sono.
- Passe óleo nas orelhas, cabeça e pés para acalmar seu sistema nervoso e estimular o sono profundo (veja a página 115).
- Aplique óleos essenciais como noz-moscada ou lavanda (bom para todos os ***doṣas***) para ajudar no sono (veja a página 119).
- Realize um ***prāṇāyāma*** calmante com mantras (veja a página 149) antes de dormir.
- Tente dormir às 22h ou às 23h. (O horário pitta noturno ocorre entre as 22h e as 2h.)
- Caso acorde durante a noite, faça algum trabalho de respiração ou entoe um mantra (veja a página 149) para ajudá-lo a dormir de novo.

PARTE DOIS

Uma grande variedade de métodos de cura ayurvédica

CAPÍTULO 5

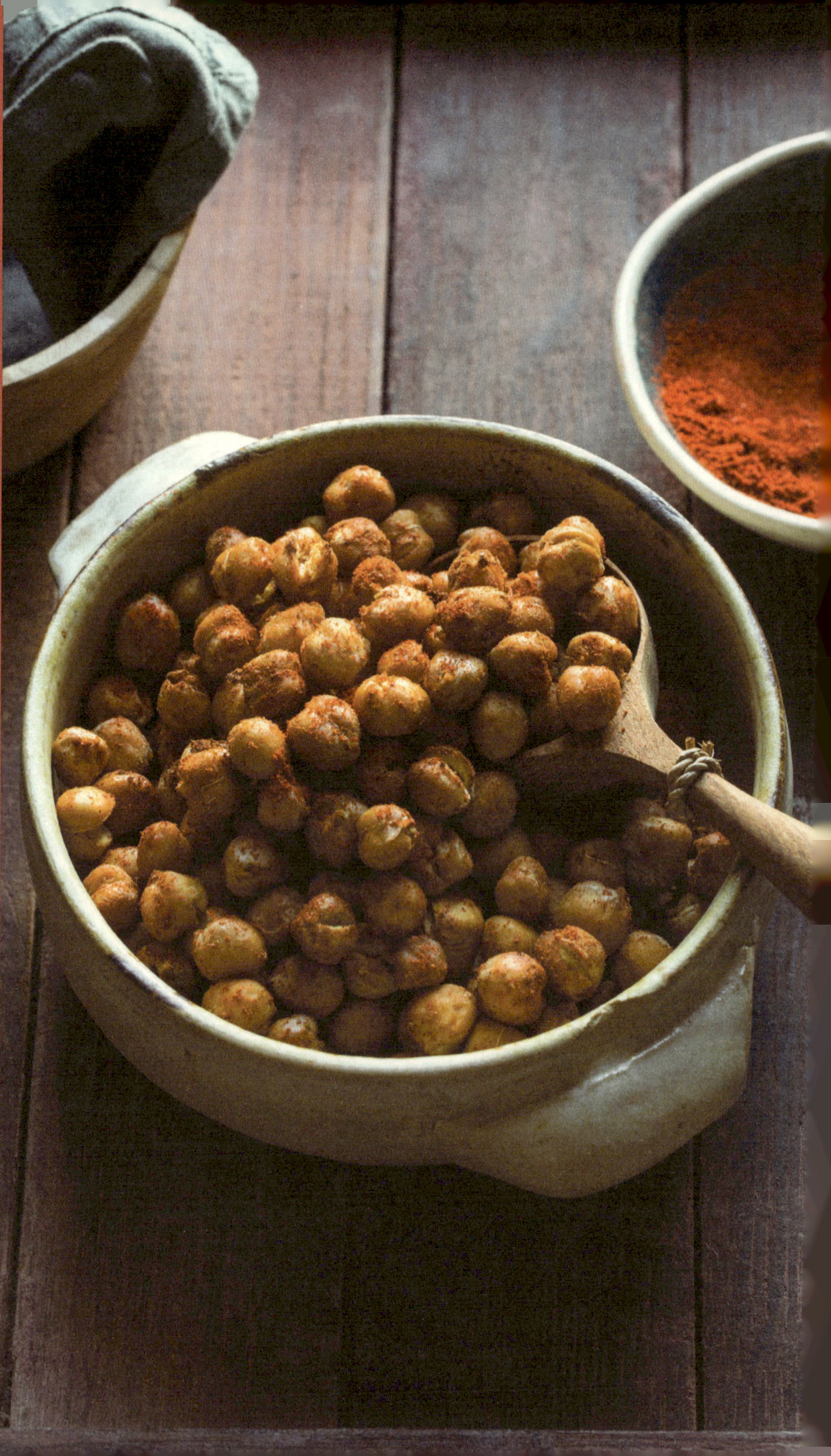

Receitas ayurvédicas de cura

A maioria das receitas deste capítulo são refeições preparadas em uma só panela e, em geral, são completas. A combinação de óleos, especiarias, feijões, grãos e verduras cria pratos saudáveis, fartos e nutricionalmente completos. Todas as receitas são vegetarianas, mas no ayurveda levamos em conta que algumas pessoas precisam de carne de vez em quando. Se não estiver acostumado com pratos vegetarianos, basta experimentá-los durante algumas refeições por semana.

Note que não foram incluídas receitas com alimentos crus. No ayurveda, preferimos que os alimentos sejam pelo menos levemente cozidos ou cozidos no vapor, para facilitar o processo digestivo. Quando comemos alimentos crus, o corpo usa uma enorme quantidade de energia para os decompor e digerir. Ao cozinhar nosso alimento (e mastigando-o bem), ajudamos nosso corpo a iniciar o processo digestivo. Dessa forma, podemos usar imediatamente os nutrientes e conservar energia para outras partes do nosso corpo e mente que precisam de cura e restauração. Tente comer desse modo por algumas semanas e observe como se sente.

Chá CCE diário 83

Ghee 84

Golden milk 86

Kitchari vāta 87

Kitchari pitta 89

Kitchari kapha 91

Acelga chinesa (bok choy), tempeh e cogumelo salteados 94

Sopa detox de verão de nabo (daikon) e tofu 96

Sopa de inverno de feijão mung 98

Mingau de *urad dāl* 100

Tigela de café da manhã 102

Grão-de-bico revigorante 104

Grão-de-bico crocante 106

CHÁ CCE DIÁRIO

Atenua vāta, pitta e kapha

RENDIMENTO: 5 porções
PREPARO: 3 minutos
COZIMENTO: 5 minutos

Este chá de fácil preparo possui um poder de cura profundo. A mistura de cominho, semente de coentro e erva-doce ajuda a atiçar seu "fogo" digestivo (agni), a melhorar a digestão, a nutrir os tecidos e a afastar a vontade de comer. O chá costuma ser servido em conferências e palestras ayurvédicas para os participantes beberem durante todo o dia.

1. Em uma panela pequena, adicione a água e as sementes. Mexa.

2. Deixe ferver e, então, cozinhe em fogo baixo por 5 minutos. Retire do fogo e coe.

3. Despeje o chá em uma caneca e saboreie.

5 xícaras (de chá) de água

1 colher (de chá) de sementes de cominho

1 colher (de chá) de sementes de coentro

1 colher (de chá) de sementes de erva-doce

½ colher (de chá) de sementes ajowan (opcional)

Eu costumo fazer uma garrafa de chá pela manhã, ajustando a quantidade de sementes à quantidade de água que eu uso. Preparo a mistura das sementes em quantidades iguais e uso 1 colher (de chá) da mistura de sementes por xícara de água.

GHEE

Atenua vāta e pitta; kapha deve usar com moderação

RENDIMENTO: cerca de 280 gramas

COZIMENTO: entre 15 e 25 minutos

Este elixir mágico é a base de inúmeras receitas ayurvédicas, medicamentos e práticas de cura. Acredita-se que o ghee seja o único óleo capaz de transportar os nutrientes de alimentos e especiarias por todas as sete camadas de nossos tecidos: plasma, sangue, ossos, músculos, gordura, sistema nervoso e sistema reprodutivo. Ghee também é um bom óleo de cozinha que não queima em altas temperaturas (seu ponto de fumaça é alto). Ativa muitas qualidades de cura das especiarias; por esse motivo, as especiarias são refogadas em ghee como um dos primeiros passos em muitas receitas. Após aprender a fazer ghee, experimente-o com diferentes especiarias e ervas, como cravo-da-índia, alho ou coentro.
Algumas pessoas acham que fazer ghee é algo intimidante, mas mantendo-se presente, usando todos os seus sentidos e preparando ghee de uma maneira amorosa e carinhosa, seu ghee ficará delicioso, nutritivo e curativo.

450 gramas de manteiga orgânica e sem sal

Não leve o ghee à geladeira nem o deixe umedecer. Quando coberto e seco, o ghee tem uma vida útil incrivelmente longa. Nunca use uma faca ou colher molhada para pegar seu ghee, pois isso irá estragá-lo. Na Índia, há ghees envelhecidos por 100 anos que são utilizados como medicamentos, mas o seu não precisa envelhecer para oferecer benefícios incríveis para a saúde.

1. Coloque a manteiga em uma panela, de preferência com fundo grosso. Deixe a panela em fogo médio e observe o derretimento da manteiga. Ghee requer todos os seus sentidos, então não se distraia.

2. À medida que a manteiga começa a derreter, diminua o fogo para médio-baixo, e mexa um pouco ou, se quiser, não mexa. Uma espuma branca se formará na superfície à medida que as partes sólidas do leite forem se separando da manteiga, e surgirá um vapor fino conforme a água for evaporando. A manteiga começará a borbulhar, os sons se tornarão altos e rápidos.

3. O tempo de cozimento do ghee varia, dependendo da altitude de sua cidade, do tipo de manteiga, do fogão e da panela que estão sendo usados, mas depois de cerca de 10 a 15 minutos, o ghee começará a se acalmar. A cor mudará para uma tonalidade dourada profunda, e os sólidos do leite ficarão depositados na parte inferior da panela e começarão a ficar marrons e muito aromáticos. O ghee estará pronto quando o preparo se acalmar e apenas algumas bolhas estiverem presentes. Neste ponto, retire a panela do fogo. Os sólidos do leite queimam rapidamente, então preste atenção.

4. O ghee estará extremamente quente, deixe-o esfriar por alguns minutos na panela.

5. Utilizando uma peneira de malha fina, despeje cuidadosamente o ghee em uma vasilha de vidro resistente ao calor ou recipiente para ghee de aço inoxidável, caso tenha um, para esfriar ainda mais. Não despeje o ghee diretamente em um pote de vidro até que ele tenha esfriado bastante, ou o pote irá quebrar. Caso queira colocá-lo em um frasco imediatamente, ponha uma colher de metal no frasco para que o calor seja absorvido.

6. O coalho na parte inferior da panela pode ser dado em pequenas quantidades ao seu animal de estimação como um petisco, ou pode-se acrescentar ao coalho um pouco de *Jagra* (doce sólido obtido pela fervura da cana-de-açúcar) para obter um petisco delicioso.

GOLDEN MILK

Atenua vāta, pitta e kapha

RENDIMENTO: 1 porção
PREPARO: 2 minutos
COZIMENTO: 5 minutos

O Golden milk (leite dourado) é uma receita antiga que nutre o corpo em muitos níveis. O açafrão-da-terra (Curcuma longa) ajuda a reduzir a inflamação, o ghee distribui as propriedades curativas por todo o corpo e o triptofano do leite ajuda a dormir. É calmante, restaurador e delicioso. A bebida pode se tornar vegana, substituindo o leite e o ghee por óleo de amêndoa e uma alternativa ao leite (como o leite de amêndoas, o leite de cânhamo ou o leite de coco feito sem óxido de zinco).

1. Adicione todos os ingredientes em uma panela pequena. Em fogo médio-alto, deixe a mistura ferver. Em seguida, abaixe o fogo e deixe cozinhar por 1 ou 2 minutos.

2. Sirva em uma caneca e beba antes de dormir. Se quiser desfrutar desta bebida durante o dia, não acrescente a noz-moscada.

¾ ou 1 xícara de leite de cabra integral (para kapha e pitta) ou leite de vaca (para vāta)

½ colher (de chá) de ghee

½ colher (de chá) de açafrão-da-terra em pó

½ colher (de chá) de gengibre em pó

1 pitada de pimenta-do-reino moída

1 pitada de canela em pó

1 pitada de noz-moscada em pó (para promover o sono)

1 pedaço pequeno de jagra (opcional)

DICA:
Para a prisão de ventre, adicionar mais ghee ao leite irá ajudá-lo a se sentir melhor!

KITCHARI VĀTA

Atenua o vāta

RENDIMENTO: 4 porções
PREPARO: 10 minutos (mais o tempo de remolho)
COZIMENTO: 20 a 30 minutos

O primeiro prato ayurvédico que fiz foi o kitchari do livro de receitas ayurvédicas de Amadea Morningstar. Comprei todos os ingredientes exóticos. Eu não tinha ideia do que estava fazendo, mas estava determinada a começar a viver um estilo de vida ayurvédico. Sentei-me para comê-lo e, após a primeira colherada, meu corpo inteiro disse "mmmmm". Parecia que intestino e cérebro haviam finalmente encontrado algo que os estava satisfazendo plenamente em todos os níveis: emocionalmente, espiritualmente e fisicamente. Eu realmente me senti completa e espero o mesmo para você. Esta receita é boa para purificações sazonais, bem como só para acalmar a mente e o corpo. É bom para o café da manhã, para o almoço e para o jantar.

1. Coloque o feijão e o arroz em uma tigela com água e enxágue até que a água esteja relativamente limpa. Encha a tigela com água e deixe o feijão e o arroz de molho, por até 1 hora, enquanto prepara a receita.
2. Lave e pique os legumes.
3. Antes de começar o *vagar* (mistura de óleo e tempero), ligue o exaustor do fogão, pois as especiarias podem espalhar um aroma forte. Em seguida, aqueça o ghee em fogo médio-alto em uma panela de sopa de aproximadamente 6 litros. Adicione as sementes de mostarda-preta. Quando elas estourarem, acrescente as sementes de cominho, a *Ferula assafoetida*, as sementes de ajowan, as sementes de coentro e o açafrão-da-terra. Cozinhe por cerca de 1 minuto, ou até sentir os aromas. Especiarias queimam rapidamente; não as deixe esfumaçar.

½ xícara de feijão mung amarelo seco (dāl)

½ xícara de arroz basmati branco cru

2 xícaras de legumes picados (um ou dois tipos, veja opções na próxima página)

2 colheres (de sopa) de ghee

1 colher (de chá) de sementes de mostarda-preta

1 pitada de *Ferula assafoetida*

½ colher (de chá) de sementes de cominho

½ colher (de chá) de sementes ajowan

½ colher (de chá) de semente de coentro em pó

1 colher (de chá) de açafrão-da-terra em pó

1 cebola pequena picada

1 dente de alho picado

➤

4. Misture a cebola, o alho e o gengibre ao *vagar*.

5. Escorra o arroz e o feijão. Adicione-os ao *vagar*. Mexa até que o arroz e o feijão fiquem completamente misturados. Deixe descansar de 1 a 2 minutos, mexendo ocasionalmente.

6. Adicione a água à panela e mexa. Adicione os legumes e mexa novamente. Tampe a panela e deixe ferver em fogo médio-alto.

7. Abaixe o fogo e deixe cozinhar. Deixe a tampa semiaberta para soltar vapor (deixando sair o excesso de vāta). Cozinhe até que a água seja absorvida, cerca de 15 minutos, ou até que o kitchari esteja na consistência desejada.

8. Adicione o sal e a pimenta no final do cozimento.

9. Retire do fogo. Divida em quatro porções. Neste momento, caso queira, adicione mais ghee e *Bragg's Liquid Aminos* à porção que será consumida imediatamente. E então, se quiser, guarneça cada porção com coentro.

1 pedaço (5 centímetros) de gengibre fresco, descascado e ralado ou picado

4 a 6 xícaras de água ⊛

1 colher (de chá) de sal marinho ⊛⊛

½ colher (de chá) de pimenta

1 colher (de chá) adicional de ghee (opcional)

1 colher (de chá) de *Bragg's Liquid Amino* (opcional) [Alternativa ao shoyu]

1 pequeno punhado de coentro fresco picado (para a guarnição)

⊛ Use menos água para obter consistência de guisado ou mais água para uma maior consistência de sopa.

⊛⊛ É importante usar sal marinho pela umidade extra. Não use sal do Himalaia nesta receita.

Vegetais ideais para este prato: abóbora, feijão-verde, beterraba, quiabo, nabo daikon, cenoura, ervilhas e batata-doce. Para reaquecer porções, adicione um pouco de água à panela e aqueça em fogo médio. Nunca use o micro-ondas ou congele.

KITCHARI PITTA

Atenua o pitta

RENDIMENTO: 4 porções

PREPARO: 10 minutos (mais tempo de remolho)

COZIMENTO: 20 a 30 minutos

Esta receita é semelhante à versão vāta, no sentido de que é completamente nutritiva e satisfatória, e serve para atenuar o doṣa *pitta. Inclui ervas e especiarias de resfriamento para ajudar a equilibrar pitta em todos os níveis. Ao remover os temperos com efeito de aquecimento, como as sementes de mostarda-preta e a* Ferula assafoetida, *e adicionar alguns elementos de resfriamento, como a guarnição com coentro e coco, pitta pode se deliciar deste alimento reconfortante sem superaquecer. Pitta pode até deixar que o prato esfrie um pouco antes de comê-lo.*

½ xícara de feijão mung amarelo seco (dāl)

½ xícara de arroz basmati branco cru

2 xícaras de legumes picados (um ou dois tipos, veja opções na próxima página)

2 colheres (de sopa) de ghee

½ colher (de chá) de sementes de cominho

½ colher (de chá) de sementes de coentro em pó

½ colher (de chá) de sementes de erva-doce

1 colher (de chá) de açafrão-da-terra em pó

1 cebola pequena picada

1 pedaço (2,5 centímetros) de gengibre fresco, descascado e ralado ou picado

1. Coloque o feijão e o arroz em uma tigela com água e enxágue até que a água esteja relativamente limpa. Encha a tigela com água e deixe o feijão e o arroz de molho, por até 1 hora, enquanto prepara a receita.

2. Lave e pique os legumes.

3. Antes de começar o *vagar*, ligue o exaustor do fogão, pois as especiarias podem espalhar um aroma forte. Em seguida, aqueça o ghee em fogo médio-alto em uma panela de sopa de aproximadamente 6 litros. Adicione o cominho, as sementes de coentro, a erva-doce e o açafrão-da-terra. Cozinhe por cerca de 1 minuto, ou até sentir os aromas. Especiarias queimam rapidamente; não as deixe esfumaçar.

4. Misture a cebola e o gengibre. Espere a cebola ficar macia para agradar o ***doṣa*** pitta.

➤

5. Escorra o arroz e o feijão. Adicione-os ao *vagar*. Mexa até que o arroz e o feijão fiquem completamente misturados. Deixe descansar de 1 a 2 minutos, mexendo ocasionalmente.

6. Adicione a água à panela e mexa. Adicione os legumes e mexa novamente. Tampe a panela e deixe ferver em fogo médio-alto.

7. Abaixe o fogo e deixe cozinhar. Cozinhe em fogo baixo até que a água seja absorvida, por cerca de 15 minutos, ou até que o kitchari esteja na consistência desejada.

8. Adicione o sal no final do cozimento.

9. Retire do fogo. Divida em quatro porções. Neste momento, caso queira, adicione ghee e *Bragg's Liquid Aminos* à porção que será consumida imediatamente. Guarneça cada porção com coentro e/ou coco, se desejar.

4 a 6 xícaras de água⊛

1 colher (de chá) de sal marinho⊛⊛

1 colher (de chá) adicional de ghee (opcional)

1 colher (de chá) de *Bragg's Liquid Aminos* (opcional) [Alternativa ao shoyu]

1 pequeno punhado de coentro fresco e picado (opcional)

1 a 2 colheres (de sopa) de coco ralado e não adoçado (opcional)

⊛ *Use menos água para obter uma consistência de guisado ou mais água para uma maior consistência de sopa.*

⊛⊛ *É importante usar sal marinho pela umidade extra. Não use sal do Himalaia nesta receita.*

As opções de legumes ideais para este prato são: bardana (*Arctium lappa*), abobrinha, vagem, aspargo, cenoura e aipo. Para reaquecer as porções, adicione um pouco de água à panela e aqueça em fogo médio. Nunca use o micro-ondas ou congele.

KITCHARI KAPHA

Atenua o kapha

RENDIMENTO: 4 porções

PREPARO: 10 minutos

COZIMENTO: 20 a 30 minutos

Esta refeição extremamente nutritiva pode ser feita no café da manhã, no almoço e no jantar. É ideal para um pequeno jejum durante uma purificação. No kitchari kapha, usamos menos ghee do que nas receitas dos outros dois doṣas, *mas ainda é um ingrediente importante para uma refeição satisfatória, pois o ghee deposita os nutrientes profundamente em todas as sete camadas dos nossos tecidos. Apenas um pouco de ghee já dá para muito! Além disso, para o kapha é possível acelerar o processo de cozimento preparando a receita em fogo mais alto. Basta estar presente e mexer com mais frequência. O tempo de cozimento mais rápido ajudará o kapha a acelerar um pouco!*

- ½ xícara de feijão mung amarelo seco (dāl)
- ½ xícara de arroz basmati branco ou ½ xícara de quinoa crua
- 2 xícaras de legumes picados e/ou hortaliças de folhas (dois ou três tipos, veja opções na próxima página)
- 3 cenouras picadas
- 2 talos de aipo picados
- 1 colher (de chá) de ghee
- 1 colher (de chá) de sementes de mostarda-preta
- ½ colher (de chá) de sementes de cominho
- ½ colher (de chá) sementes de coentro em pó
- ½ colher (de chá) de sementes de ajowan
- ½ colher (de chá) de canela em pó

1. Coloque o feijão e o arroz em uma tigela com água e enxágue até que a água esteja relativamente limpa. Encha a tigela com água e deixe o feijão e o arroz (ou a quinoa) de molho, por até 1 hora, enquanto prepara a receita.

2. Lave e corte os legumes, cenouras e aipo.

3. Antes de começar o *vagar* (mistura de óleo e tempero), ligue o exaustor do fogão, pois as especiarias podem espalhar um aroma forte. Em seguida, aqueça o ghee em fogo médio-alto em uma panela de sopa de aproximadamente 6 litros. Adicione as sementes de mostarda-preta. Quando elas estourarem, adicione o cominho, as sementes de coentro, o ajowan, a canela, o cravo, a *Ferula assafoetida* e o açafrão-da-terra. Cozinhe por cerca de 1 minuto, ou até sentir os aromas. Especiarias queimam rapidamente; não as deixe esfumaçar.

4. Misture o alho, o gengibre e a cebola.

5. Escorra o arroz (ou a quinoa) e o feijão, e adicione-os ao *vagar*. Mexa até que o arroz (ou a quinoa) e o feijão fiquem completamente misturados. Deixe descansar de 1 a 2 minutos, mexendo ocasionalmente.

6. Adicione a água à panela e mexa. Adicione os legumes, as cenouras e o aipo, e mexa novamente. Tampe a panela e deixe ferver em fogo médio-alto. (Se usar hortaliças de folhas, adicione-as na etapa 7).

7. Abaixe o fogo e deixe cozinhar. Cozinhe em fogo baixo até que a água seja absorvida, por cerca de 15 minutos, ou até que o kitchari esteja na consistência desejada. Pouco antes de remover a panela do fogo, adicione as verduras e mexa até murcharem.

8. Adicione o sal e a pimenta no final do cozimento.

9. Retire do fogo. Divida em quatro porções. Neste momento, caso queira, adicione *Bragg's Liquid Aminos* à porção que será consumida imediatamente. Guarneça cada porção com coentro, se desejar.

½ colher (de chá) de cravo em pó, ou 2 a 3 cravos inteiros

1 pitada de *Ferula assafoetida*

1 colher (de chá) de açafrão-da-terra em pó

1 a 2 dentes de alho picado

1 pedaço (5 centímetros) de gengibre fresco, descascado e ralado ou picado

1 cebola pequena picada

4 a 6 xícaras de água⊛

1 a 2 colheres (de chá) de sal do Himalaia⊛⊛

1 colher (de chá) de pimenta

1 colher (de chá) de *Bragg's Liquid Amino* (opcional) [Alternativa ao shoyu]

1 pequeno punhado de coentro fresco e picado (para a guarnição)

⊛ *Use menos água para obter uma consistência de guisado ou mais água para uma maior consistência de sopa.*

⊛⊛ *É importante usar sal do Himalaia nesta receita; o sal marinho acrescentará mais água ao já aguado kapha e isso não é aconselhável.*

As opções vegetais ideais para este prato são: bardana (*Arctium lappa*), couve-flor, brócolis, batata-branca, nabo daikon, vagem, espinafre, couve-de-folhas (kale), mostarda-marrom e acelga. Para reaquecer as porções, adicione um pouco de água à panela e aqueça em fogo médio. Nunca use o micro-ondas ou congele.

Como comer kitchari quente no trabalho

Como fazer um almoço farto e quente no escritório? Em vez de usar o micro-ondas, que destrói os nutrientes dos alimentos, compre uma garrafa ou pote térmico. Pela manhã, aqueça os alimentos no fogão, coloque-os na garrafa térmica e deixe-a em sua mesa até a hora do almoço. A comida estará fervendo. É também possível usar o tiffin indiano. Esses recipientes empilháveis para comida são onipresentes na Índia. O tiffin é feito de aço inoxidável e é capaz de empilhar três, quatro, cinco ou mais recipientes. Normalmente eles contêm arroz, dāl, chapati (pão liso não fermentado), legumes e, às vezes, um doce. Para ajudar a manter o alimento aquecido, enrole o tiffin em uma toalha antes de embalá-lo em sua bolsa. O recipiente não manterá a comida tão quente como a garrafa (ou pote) térmico, mas também não a deixará esfriar.

ACELGA CHINESA (BOK CHOY), TEMPEH E COGUMELO SALTEADOS

Nutritiva para vāta e pitta; aumenta o kapha

RENDIMENTO: 4 porções
PREPARO: 10 minutos
COZIMENTO: 20 minutos

Bok choy também é conhecida como acelga chinesa. É uma hortaliça pertencente à família das crucíferas que carregam um toque nutritivo de antioxidantes e vitamina A, que podem ajudar a reduzir o estresse físico e a promover a prevenção do câncer. Eu amo a crocância sutil e o sabor fresco que oferece a qualquer prato. Combinar a acelga chinesa com cogumelos e tempeh cria uma variedade de texturas na boca – mesmo que cada sabor seja suave, eles dão força uns aos outros. Kapha pode comer bok choy de várias maneiras, por exemplo, refogado, na sopa e até mesmo cru e picado em uma salada de verão.

1 colher (de sopa) de óleo de gergelim

3 colheres (de sopa) de óleo de gergelim torrado, separadas

½ cebola picada

2 talos de aipo picados

2 cenouras picadas

1 pedaço (2,5 centímetros) de gengibre fresco, cortado em palitos

1 jalapeño pequena com veias, sem sementes e picada (menos para pitta)

1. Em uma frigideira grande, em fogo médio, aqueça o óleo de gergelim e 1 colher (de sopa) do óleo de gergelim torrado.

2. Adicione a cebola e refogue até que fique transparente, por cerca de 2 a 3 minutos.

3. Adicione o aipo, a cenoura, o gengibre, a jalapeño, os cogumelos shitake e portobello ou o cogumelo de sua preferência. Cozinhe por 5 minutos, mexendo ocasionalmente.

4. Polvilhe as sementes de gergelim e adicione 1 colher (de sopa) do molho tamari. Coloque a acelga chinesa sobre a mistura e deixe-a descansar por 1 minuto antes de mexer.

5. Cubra a panela e deixe descansar por mais 5 minutos, ou até que a acelga chinesa esteja macia.

6. Em uma panela separada, salteie o tempeh com o restante do óleo de gergelim torrado e do molho de soja tamari. Cozinhe por 5 minutos, ou até que o tempeh esteja levemente dourado.

7. Misture os legumes e o tempeh e divida em quatro porções.

½ xícara de cogumelo shitake orgânico seco, já hidratado por 30 minutos

½ xícara de cogumelo portobello orgânico picado, ou um cogumelo de sua preferência

1 colher (de sopa) de sementes de gergelim

3 colheres (de sopa) de molho de soja tamari, separadas

2 cabeças pequenas de bok choy (acelga chinesa) baby

1 pacote (1 xícara de chá) de tempeh, em cubos

DICA PARA KAPHA:
Tempeh é considerado um alimento pesado, mas também tem efeito secante e é adstringente, por isso pode ter benefícios para vãta, pitta e kapha; no entanto, kapha deve usá-lo com moderação. Em vez das quantidades listadas, kapha deve usar ½ colher (de sopa) de óleo de gergelim, 1 ½ colher (de sopa) de óleo de gergelim torrado e metade de um pacote de tempeh.

DICA DE INGREDIENTE:
Os cogumelos devem *sempre* ser cozidos. Cogumelos crus são indigestos e podem criar toxinas no corpo. Da mesma forma como os cogumelos absorvem os minerais e nutrientes do solo, eles também podem absorver toxinas. Sempre compre produtos orgânicos.

SOPA DETOX DE VERÃO DE NABO (DAIKON) E TOFU

Atenua vāta, pitta e kapha (com ingredientes específicos por *doṣa*)

RENDIMENTO: 4 porções

PREPARO: 15 minutos

COZIMENTO: 10 a 15 minutos

Esta é uma ótima sopa de verão, já que a erva-doce e o cominho têm efeito de resfriamento. Os benefícios do nabo daikon incluem a digestão saudável, e também pode ajudar a melhorar a circulação sanguínea e prevenir coágulos. O suco extraído do daikon cru tem sido tradicionalmente usado para aliviar dores de cabeça, febre, gengivas inchadas e ondas de calor. Possui efeitos anti-inflamatório e de resfriamento. O nabo daikon também contém altas quantidades de potássio, vitamina C e fósforo, nutrientes essenciais para uma boa saúde. Mesmo no verão, uma sopa quente pode ser bastante agradável. Tome essa sopa no café da manhã para começar o dia com uma sensação quente na barriga que irá durar até a hora do almoço.

1 colher (de sopa) de azeite ou ghee

1 colher (de chá) de óleo de gergelim torrado

½ cebola picada

1 xícara de cogumelos de sua preferência, picados

1 pedaço (12 centímetros) de nabo daikon fresco, fatiado e cortado pela metade

1 xícara de feijão-preto ou roxo, ou ½ xícara de lentilha vermelha (para kapha), ou 1 xícara de tofu firme, cortado em cubos (para vāta e pitta)

1 colher (de chá) de gengibre fresco picado

1. Em uma panela de sopa de aproximadamente 6 litros, adicione o azeite ou ghee e o óleo de gergelim torrado. Aqueça em fogo médio-baixo.

2. Adicione a cebola, os cogumelos, o nabo daikon, o feijão (ou a lentilha ou o tofu), o gengibre e o alho. Refogue até sentir os aromas e os legumes estarem macios.

3. Misture o açafrão-da-terra, o ajowan, a erva-doce e o cominho. Adicione o caldo de legumes, o caldo de missô e a água, e deixe ferver em fogo médio-alto.

4. Cozinhe em fogo baixo por cerca de 15 minutos e retire do fogo.

5. Adicione sal e pimenta. Divida em quatro porções e guarneça com coentro, se desejar.

2 dentes de alho picados (para vāta e kapha), ou 1 dente de alho picado (para pitta)

½ colher (de chá) de açafrão-da-terra em pó

½ colher (de chá) de ajowan

1 colher (de chá) de sementes de erva-doce

1 colher (de chá) de sementes de cominho

2 xícaras de caldo de legumes

1 xícara de caldo de missô orgânico

1 xícara de água

Pitada de sal do Himalaia (para kapha) ou sal marinho (para vāta e pitta)

Pimenta-do-reino moída na hora, a gosto

Raminhos de coentro para enfeitar (opcional)

Sirva sobre meia xícara de arroz basmati branco cozido ou arroz jasmine, se quiser. É possível finalizar o prato com algumas sementes de abóbora cruas ou assadas.

SOPA DE INVERNO DE FEIJÃO MUNG

Nutritivo para vāta, pitta e kapha

RENDIMENTO: 4 porções

PREPARO: 15 minutos (mais o tempo de remolho noturno)

COZIMENTO: 60 minutos

Há algo indescritivelmente satisfatório sobre os feijões mung, por isso não é de se admirar que muitas culturas os chamem de seus. Feijões mung inteiros são verdes, ao contrário da versão partida, que é amarela. O mung, com sua grande carga nutritiva, é chamado de "poderoso feijão mung" por uma boa razão: o pequeno feijão verde e sua contraparte amarela contêm uma série de minerais, incluindo folato, manganês, magnésio, ferro, tiamina, cobre, zinco e potássio. E também inclui as vitaminas A, C, B6, B12, E e K. Não há como não ser delicioso. Quando o corpo reconhece o quão boa é uma comida, ele a abraça. É assim que me sinto em relação ao mung. Sou louca por ele!

1 xícara de feijão mung, verde e seco

6 a 8 xícaras de água (dependendo da consistência desejada)

1 tira de kombu

2 colheres (de sopa) de azeite, ou óleo de abacate ou ghee

½ colher (de chá) de sementes de mostarda-preta

1 colher (de chá) de sementes de cominho

1 colher (de chá) de sementes de ajowan ou de aipo

1 colher (de chá) de cominho em pó

1 colher (de chá) de açafrão-da-terra em pó

1. Deixe os feijões de molho durante a noite.

2. Enxágue os grãos e coloque-os em uma panela de aproximadamente 6 litros. Adicione água e o kombu. Deixe ferver em fogo médio-alto. Isso levará cerca de 45 minutos. Descarte o kombu e reserve a panela.

3. Em uma panela pequena, adicione o azeite, ou óleo de abacate ou ghee. Aqueça a panela em fogo médio.

4. Adicione as sementes de mostarda-preta. Quando as sementes de mostarda estourarem, adicione as sementes de cominho, o ajowan, o cominho em pó, o açafrão-da-terra e as folhas de curry, caso as use. Mexa rapidamente.

5. Adicione a cebola, o alho e o gengibre. Em fogo médio, tomando cuidado para não deixar nada queimar, refogue por cerca de 5 a 10 minutos ou até que a cebola fique transparente. Em seguida, leve a mistura à panela de feijão.

6. Se desejar, acrescente mais alguns copos de água ou caldo de legumes orgânico para tornar a receita mais líquida. Adicione as cenouras, o aipo, as batatas e a jalapeño. Deixe ferver em fogo médio-alto e, em seguida, baixe o fogo. Cozinhe em fogo baixo por cerca de 15 minutos e retire do fogo.

7. Use um *mixer* para misturar a sopa de forma grosseira ou transfira em pequenas quantidades para um liquidificador, tomando cuidado para permitir que, a cada pulso, o vapor possa escapar. Basta pulsar apenas algumas vezes.

8. Antes de servir, esprema o suco de meio limão. Guarneça com salsinha picada ou coentro, se desejar, e uma colher (de chá) de ghee (um pouco menos para kapha), antes de servir.

4 a 6 folhas de curry frescas ou congeladas (opcional)

1 cebola pequena picada

2 a 3 dentes de alho picados (para vāta e kapha), ou 2 dentes de alho picados (para pitta)

1 colher (de sopa) de gengibre fresco picado grosseiramente

1 a 2 xícaras de caldo de legumes orgânico (opcional)

2 cenouras picadas

2 talos de aipo picados

1 a 2 batatas amarelas, em cubos

1 jalapeño verde pequena, sem veias, sem sementes e picada

½ limão-siciliano

Salsa fresca ou coentro, picado, para a guarnição (opcional)

1 colher (de chá) de ghee (opcional para vāta e pitta, quantidade menor para kapha)

MINGAU DE *URAD DĀL*

Acalma vāta; bom para vāta, pitta e kapha após viagem

RENDIMENTO: 4 porções
PREPARO: 10 minutos
COZIMENTO: 30 minutos

Urad dāl, *também conhecido como feijão-da-índia (*Vigna mungo*), é um tipo pesado de dāl, ótimo para acalmar vāta. Essa é uma receita perfeita para se fazer ao final de uma viagem – seja uma viagem de 13 horas dos EUA para a Índia ou um voo de 5 horas de uma costa a outra – todos os viajantes podem se beneficiar dos efeitos de aterramento e aquecimento do* urad dāl. *Viagens de avião possuem um efeito secante, o* urad dāl *neutraliza isso por meio de suas qualidades úmidas, untuosas e de aquecimento. Embora essas qualidades tendam a aumentar pitta e kapha, eu acho que usar esta receita logo após uma viagem pode beneficiar todos os* doṣas. *Ao final da receita, vāta pode adicionar outra colher de ghee antes de servi-la.*

1 xícara de arroz basmati branco

1 xícara de urad dāl partido e seco

2 colheres (de sopa) de pasta de soja (missô) branca, marrom ou vermelha

3 xícaras de caldo de legumes, caldo de cogumelo, ou uma combinação de ambos

1 a 2 xícaras de água (dependendo da consistência desejada)

1 colher (de sopa) de ghee

½ cebola amarela média picada

1 colher (de chá) de alho em pó

1 colher (de chá) de açafrão-da-terra em pó

½ colher (de chá) de cominho em pó

1. Em uma tigela, misture o arroz, o dāl e lave-os bem. Encha a tigela com água e deixe o dāl e o arroz de molho enquanto prepara os outros ingredientes.

2. Ferva ½ xícara de água quente, despeje em uma tigela pequena e mexa a pasta de soja (missô) até dissolver.

3. Em uma panela de sopa de aproximadamente 8 litros, adicione o caldo de missô, o caldo de legumes e a água. Aqueça em fogo médio.

4. Adicione o ghee, a cebola, o alho em pó, o açafrão-da-terra, o cominho e as sementes de coentro ao caldo.

5. Deixe ferver e adicione o arroz e o dāl. Deixe a mistura ferver novamente e, em seguida, abaixe o fogo e tampe a panela. Mexa ocasionalmente até que todo o líquido seja absorvido.

6. No final do cozimento, adicione as verduras e mexa bem. Tampe a panela e deixe as verduras murcharem em fogo muito baixo ou com o fogo apagado.

7. Adicione sal e pimenta. Deixe o mingau descansar por cerca de 5 minutos. Divida em quatro porções e, se desejar, cubra cada porção com *Bragg's Liquid Aminos* e as sementes de abóbora ou girassol.

½ colher (de chá) de sementes de coentro em pó

4 a 5 folhas de acelga, acelga arco-íris, couve-de-folhas (kale) ou mostarda-marrom, picadas

1 colher (de chá) de sal marinho

Pimenta-do-reino preta ou branca moída na hora

1 colher (de chá) de *Bragg's Liquid Aminos* (opcional) [Alternativa ao shoyu]

2 colheres (de sopa) de sementes de abóbora cruas e sem sal, ou sementes de girassol, para a guarnição (opcional)

Para tornar essa receita vegana, use óleo de abacate em vez de ghee. Refrigere as porções restantes e, no dia seguinte, as reconstitua adicionando mais água ou caldo antes de reaquecê-las em fogo médio.

TIGELA DE CAFÉ DA MANHÃ

Atenua vāta, pitta e kapha (com ingredientes específicos por *doṣa*)

RENDIMENTO: 2 porções
PREPARO: 5 minutos
COZIMENTO: 15 minutos

"O que devo comer no café da manhã?" é uma das dúvidas mais frequentes que ouço. Como o ayurveda não mistura frutas com outros alimentos, porque são digeridos em velocidades diferentes, as pessoas podem não saber o que fazer com coisas como iogurte com frutas, farinha de aveia com frutas ou cereal frio com frutas fatiadas. Então, eis uma recomendação: coma frutas cerca de 45 minutos antes de sua refeição principal para que a digestão não seja perturbada. Experimente este mingau em qualquer período do ano. É profundamente satisfatório e oferece energia duradoura durante toda a manhã.

1 xícara de quinoa (para pitta ou kapha), ou 1 xícara de painço (para kapha), ou 1 xícara de arroz (para vāta)

2 xícaras de água

½ xícara de leite de cabra (para pitta, kapha e vāta), ou leite de amêndoa (para vāta)

1 colher (de chá) de canela em pó

¼ de colher (de chá) de noz-moscada em pó

¼ de colher (de chá) de gengibre em pó

½ colher (de chá) de proteína de ervilha em pó, sementes de chia ou sementes de linhaça em pó (opcional para aumento de energia)

1. Lave bem a quinoa, o painço ou o arroz. Em uma panela de aproximadamente 4 litros, misture o cereal e a água, deixe ferver em fogo médio. Abaixe o fogo e deixe cozinhar. Cozinhe em fogo baixo até que toda a água seja absorvida.

2. Em uma panela de aproximadamente 2 litros, adicione o leite, a canela, a noz-moscada e o gengibre: aqueça gradualmente em fogo baixo.

3. Divida o cereal em duas porções e despeje uma quantidade uniforme de leite quente e especiarias por cima.

4. Caso deseje utilizar o aumento opcional de energia, misture metade da proteína de ervilha em pó, das sementes de chia ou das sementes de linhaça em cada tigela.

5. Adicione o xarope de bordo (*maple syrup*) ou mel e o ghee, caso queira.

1 colher (de sopa) de xarope de bordo (*maple syrup*) ou mel

1 colher (de chá) de ghee (opcional para vāta e pitta) ou ½ colher (de chá) ghee (opcional para kapha)

Use o cereal ou a semente recomendado para seu *doṣa* ou escolha seu cereal ou semente de acordo com a estação do ano. No inverno, use painço ou arroz, e na primavera e no verão, use quinoa.

GRÃO-DE-BICO REVIGORANTE

Atenua vāta, pitta e kapha

RENDIMENTO: 4 porções
PREPARO: 15 minutos (mais o tempo de remolho)
COZIMENTO: 45 a 60 minutos

O grão-de-bico, também conhecido como gravanço, é uma das leguminosas mais versáteis. Por ser leve e seco, esta é uma escolha perfeita para pitta e kapha, mas não é uma ótima escolha para vāta. Esta pequena leguminosa contém fibras, proteínas, manganês, folato, cobre, fósforo, ferro e até um pouco de zinco, sendo uma escolha extremamente saudável e que também possui baixos teores de caloria e gordura. Além disso, é fácil cozinhar com eles. Seu sabor levemente doce e de nozes é delicioso e sutil, permitindo que o grão-de-bico absorva os temperos com os quais é cozido.

- 1 xícara de grão-de-bico orgânico seco
- 4 xícaras de água (para o remolho)
- 1 pedaço de kombu
- 3 xícaras de água (para cozinhar)
- 1 a 2 colheres (de sopa) de óleo de girassol
- 1 colher (de chá) de sementes de mostarda-preta
- 1 pitada de *Ferula assafoetida*
- 1 colher (de chá) de açafrão-da-terra em pó
- 1 colher (de chá) de sementes de cominho
- 1 colher (de chá) de sementes de erva-doce
- ½ colher (de chá) de cominho em pó
- ½ colher (de chá) de sementes de coentro em pó

1. Adicione o grão-de-bico seco à água com o kombu, e deixe de molho durante a noite, ou por pelo menos 8 horas.

2. Escorra e lave o grão-de-bico, reservando o kombu. Adicione o grão-de-bico, o kombu e a água a uma panela de aproximadamente 6 litros. Tampe a panela e deixe ferver em fogo médio-alto. Reduza para fogo baixo e cozinhe até que o grão-de-bico esteja macio, cerca de 30 a 45 minutos.

3. Escorra o grão-de-bico, reservando ½ xícara de água, e descarte o kombu.

4. Em uma frigideira grande, aqueça o óleo em fogo médio. Adicione as sementes de mostarda-preta. Assim que estourarem, adicione a *Ferula assafoetida*, o açafrão-da-terra, as sementes de cominho, a erva-doce, o cominho em pó e as sementes de coentro. Mexa rapidamente.

5. Adicione a cebola e cozinhe por cerca de 5 minutos ou até ficar macia.

6. Misture o alho e as folhas de curry (se estiver usando).

7. Adicione o grão-de-bico à panela e mexa até ficar bem misturado.

8. Se preferir uma consistência maior de sopa, adicione a água de cozimento reservada, caso contrário deixe-a de fora.

9. Adicione os tomates, se for usá-los.

10. Coloque as folhas de couve-de-folhas sobre a mistura e deixe murchar por cerca de 5 minutos. Cubra a panela e deixe os temperos e sabores se fundirem por cerca de 5 a 8 minutos, mexendo ocasionalmente.

11. Adicione sal e pimenta. Sirva.

1 cebola pequena picada

2 dentes de alho picados

4 folhas de curry (opcional)

1 xícara de tomate picado (opcional para vāta, não usar para pitta e kapha)

6 a 8 folhas de couve-de-folhas (kale)

Sal do Himalaia

Pimenta-do-reino preta

Para que pitta e kapha desfrutem ainda mais deste prato, adicione um punhado grande de coentro fresco antes de servir. Vāta pode usar mais óleo ao cozinhar ou adicionar um pouco de ghee antes de comer.

Use sempre grão-de-bico orgânico não transgênico, pois são utilizados muitos pesticidas no tipo não orgânico. Você pode usar 1 lata (1 xícara) de grão-de-bico no lugar do grão-de-bico seco. Certifique-se de comprar apenas grão-de-bico orgânico enlatado que seja livre de BPA e não transgênico; enxágue-os bem antes de usá-los.

GRÃO-DE-BICO CROCANTE

Atenua pitta e kapha

RENDIMENTO: 5 porções
PREPARO: 20 minutos
COZIMENTO: 30 minutos

Se, por um lado, o ayurveda não estimula os lanches fora de hora, há momentos que precisamos de algo para petiscar. Grãos-de-bico crocantes são uma opção satisfatória e extremamente saudável para pitta e kapha. Conforme vemos pelos muitos pacotes de salgadinhos de grão-de-bico que hoje são vendidos nas lojas, o grão-de-bico é popular nos dias de hoje. Você pode fazer este petisco sozinha por um quarto do preço. Os sabores podem ser personalizados para satisfazer seu doṣa e seu paladar, basta usar as especiarias de forma criativa.

1. Espalhe o grão-de-bico lavado em uma assadeira e deixe-o secar por cerca de 20 minutos.

2. Pré-aqueça o forno a 230°C.

3. Em uma tigela, adicione o grão-de-bico, o sal, a páprica, o cominho ou o garam masala (se estiver usando) e o óleo (se estiver usando). Misture bem o grão-de-bico e as especiarias, e, em uma única camada, espalhe-os em uma assadeira.

2 xícaras de grão-de-bico pré-cozido, ou 2 latas (1 xícara) de grão-de-bico, drenado e lavado

1 colher (de chá) de sal marinho (para pitta), ou sal do Himalaia (para kapha)

½ colher (de chá) de páprica defumada, ou ½ colher (de chá) de cominho em pó, ou ½ colher (de chá) de garam masala em pó (opcional)

1 colher (de sopa) de óleo de girassol ou de açafrão-bastardo (opcional para crocância; não usar o óleo para kapha)

4. Leve a assadeira ao forno por 20 minutos. Retire do forno e use uma espátula para virar o grão-de-bico. Coloque de volta no forno e asse por mais 10 minutos, ou até que o grão-de-bico esteja ligeiramente dourado. Se desejar, asse um pouco mais para que o grão-de-bico fique crocante.

Guarde o grão-de-bico crocante em um recipiente hermético. Não leve à geladeira. Eles são ótimos para polvilhar em saladas e em receitas com arroz. Não faça mais do que a quantidade que comerá em três dias.

Para cozinhar seu grão-de-bico crocante, deixe-o de molho durante a noite, escorra e coloque em uma panela de sopa grande. Cubra com água, pelo menos o dobro da quantidade dos grãos. Deixe ferver, depois cubra e cozinhe em fogo baixo entre 30 e 45 minutos. Fique de olho nos grãos durante o cozimento. Estarão prontos quando estiverem macios.

6

CAPÍTULO

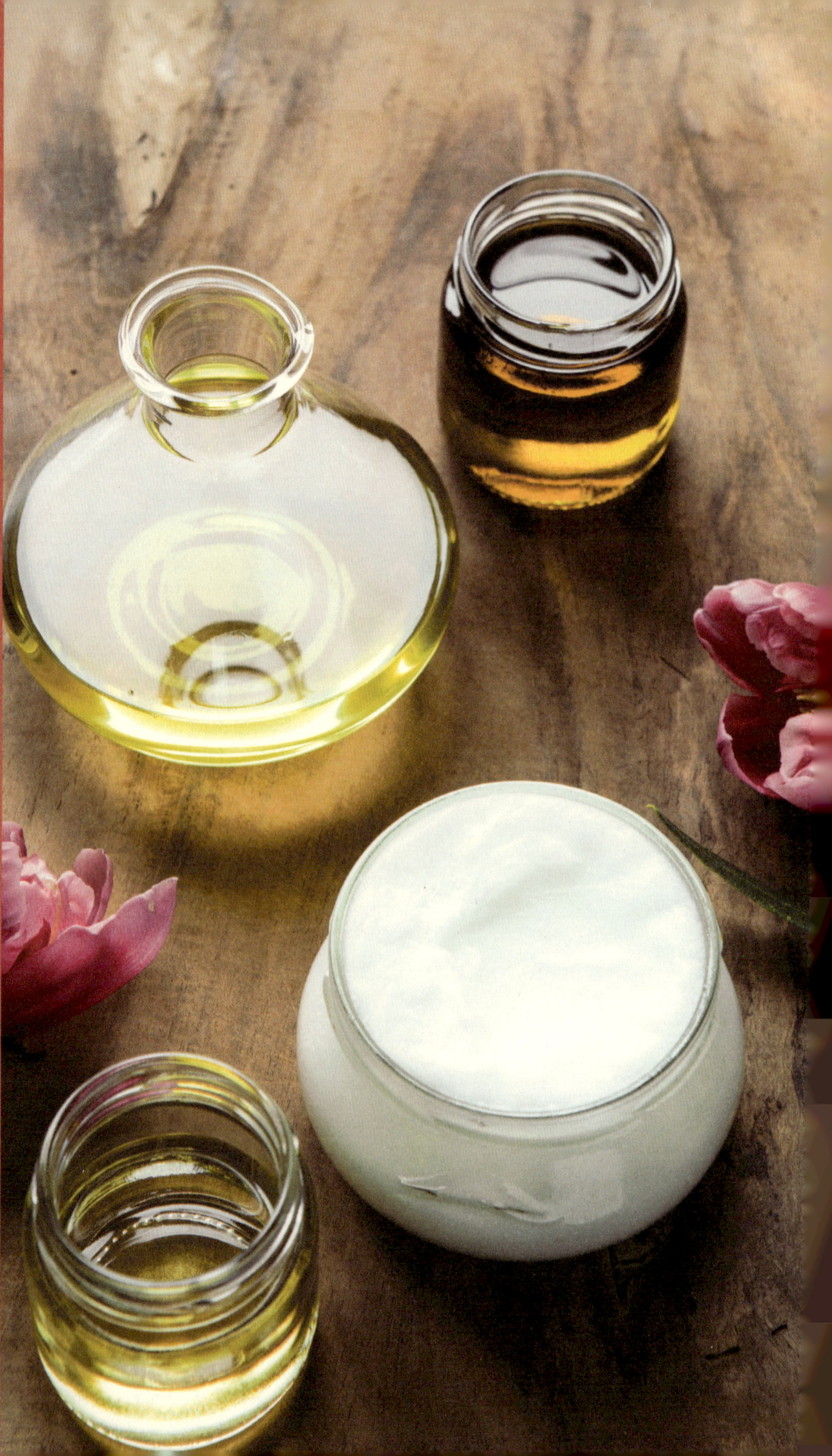

Práticas de estilo de vida e posturas de yoga

Este capítulo apresenta oito práticas de estilo de vida. Caso queira, será possível incluir algumas delas à sua rotina diária. Mesmo que muitas delas levem apenas alguns minutos para serem realizadas, fazem muita diferença para o resto do dia. Após começar a incorporar essas práticas de forma experimental, você talvez perceba que não quer abandoná-las, porque trazem uma sensação muito boa. Qual outra prática nos faz sentir muito bem e nos oferece muitos benefícios para a saúde? O yoga. Então, neste capítulo, apresentaremos várias posturas de yoga (*āsanas*), com instruções passo a passo, juntamente com algumas dicas específicas para cada *doṣa*.

Raspagem da língua 111

Bochecho com óleos (*Gaṇḍūṣa*) 112

Beber água quente com limão-siciliano ou taiti 113

Escovação a seco 114

Massagem com óleos (*Abhyaṅga*) 115

Pote nasal 117

Óleo nasya 118

Aromaterapia 119

Yoga 122

Postura da Montanha (*Tāḍāsana*) 126

Cachorro Olhando para Baixo (*Adho Mukha Śvānāsana*) 128

Postura da Árvore (*Vṛkṣāsana*) 130

Postura do Gato (*Mārjāryāsana*) e Postura da Vaca (*Bitilāsana*) 132

Postura da Cadeira com rotação de tronco (*Parivṛtta Utkaṭāsana*) 133

Pernas para cima na parede (*Viparīta Karaṇī*) 134

Postura da Criança (*Bālāsana*) 135

Postura da Ponte (*Depada Pidam*) 136

Flexão para a frente com as pernas afastadas (*Pādottānāsana*) 137

Saudação ao Sol 139

Postura do Cadáver (*Śavāsana*) 142

RASPAGEM DA LÍNGUA

Logo pela manhã, antes de tomar ou comer qualquer coisa, coloque a língua para fora e olhe no espelho. Se sua língua tiver um revestimento branco (kapha), amarelado (pitta) ou preto (vāta), há algumas toxinas em seu sistema digestivo. Esse revestimento pode oferecer um bom indício de qual doṣa *está em desequilíbrio. Mas se estiver rosada e clara, você está indo muito bem! No entanto, a raspagem da língua continua sendo benéfica.*

Usando um raspador de metal ou, caso não tenha um, a borda de uma colher, raspe sua língua o mais fundo que puder, usando pressão suave, pelo menos sete vezes, enxaguando o raspador entre cada raspagem. Escove os dentes quando terminar.

Quando a língua é raspada, não se remove apenas muitas toxinas e bactérias acumuladas na boca durante a noite, massageia-se, na realidade, os órgãos do trato digestivo, que, com base no conhecimento ayurvédico, estão representados nos quadrantes da língua.

BOCHECHO COM ÓLEOS (*GAṆḌŪṢA*)

No bochecho com óleo, uma antiga técnica ayurvédica para limpar a boca e o corpo, mantém-se um óleo na boca por 10 a 20 minutos todos os dias, se possível. A técnica, por seu próprio mérito, vem se tornando cada vez mais popular. Os benefícios do bochecho incluem a redução das bactérias "ruins" da boca, gengivas, bochechas e língua; a prevenção do mau hálito e da cárie dentária; o clareamento dos dentes; e pode até ajudar na desintoxicação de todo o corpo. Alguns dizem que o óleo puxa as toxinas de todo o corpo por meio desse procedimento, pois a língua está conectada a todos os órgãos principais e a outras partes do corpo.

Na Índia, não é incomum conhecer pessoas que nunca tiveram uma escova de dentes, mas eles têm maravilhosos dentes brancos, perolados e sem cáries. Uma tradição indiana de escovação de dentes é mastigar um graveto da árvore nim (*Azadirachta indica*) e fazer bochecho com óleo de coco (no sul) ou óleo de gergelim (no norte). Esses óleos possuem propriedades antibacterianas que ajudam a reduzir as placas e a remover as impurezas da boca.

O bochecho pode se tornar uma parte de sua rotina matinal. Basta manter um frasco de óleo de coco orgânico, não refinado (sem conservantes) e uma colher (de sopa) em seu banheiro. É melhor realizar essa tarefa durante sua rotina matinal antes de comer e beber, já que o corpo se esforçou bastante durante toda a noite para se livrar de bactérias ruins e muitas delas acabam na língua e nos tecidos da bochecha.

Após raspar a língua, coloque uma colher (de sopa) de óleo de coco na boca. Talvez pareça estranho no início, mas o óleo irá derreter e, então, começará o verdadeiro trabalho. Ao deixar que o óleo se assente em sua boca, apenas fazendo leves bochechos de vez em quando, o ácido láurico e outros componentes do óleo darão início a um intenso processo de limpeza. Mantenha o óleo na boca por cerca de 10 a 20 minutos (mesmo que não tenha tempo para realizar essa prática todas as manhãs, tente fazê-la sempre que possível).

Ao terminar, cuspa o óleo usado em um recipiente para descarte (não na pia, pois o óleo irá entupir seu encanamento). Ele terá uma consistência leitosa e espumada agora. Para um pouco mais de frescor e uma sensação de brilho e limpeza, misture ¼ de colher (de chá) de fermento em pó com um pouco de água e faça uma lavagem rápida.

BEBER ÁGUA QUENTE COM LIMÃO-SICILIANO OU TAITI

Depois de limpar a boca com um raspador de língua e escovar os dentes, beba água quente ou morna com limão-siciliano (para kapha e vāta) ou limão-taiti (para pitta) espremido pela manhã. É bom tomá-la após limpar a boca para não engolir as bactérias que se acumularam em sua boca durante a noite.

Para kapha, adicione 1 colher (de chá) de mel orgânico cru à água morna (mas não quente). O mel tem efeito de aquecimento e é capaz de tirar o excesso de kapha. Porém, não use o mel para pitta e vāta. Este é muito quente para pitta e seco demais para vāta. (Em relação ao mel, lembre-se de não o misturar à água quente e não o utilizar para cozinhar, pois tem a capacidade de gerar *āma* em altas temperaturas.)

A água quente ou morna hidrata os tecidos de forma mais eficaz do que a água fria. O limão-siciliano age para tornar o corpo alcalino. Normalmente acordamos com um alto nível de pH ácido, e o limão-siciliano, curiosamente, traz o equilíbrio. O suco de limão também contém potássio, vitaminas B e C, cálcio, magnésio e oligoelementos. O suco limpa o fígado e estimula os fogos digestivos – algo que o ayurveda adora – e, assim, nos prepara para um bom café da manhã ou refeição antecipada. Facilita também um bom movimento intestinal. A água hidrata seus tecidos depois de secarem por uma noite inteira, e também sinaliza ao corpo que está na hora de "começar".

Enquanto o limão-taiti possui um efeito de resfriamento maior, o limão-siciliano tem um efeito de aquecimento maior. O limão-taiti contém menos ácido e é menos azedo que o siciliano, por isso é, em especial, uma escolha melhor para pitta. Kapha também prefere o sabor menos ácido, então o limão-taiti é uma boa escolha, caso seja preferido. O limão-taiti tem um pouco mais de vitamina A do que o siciliano, e um pouco menos de vitamina C, mas fora isso, é realmente o sabor ácido/azedo que entra em jogo com os *doṣas*.

DICA:
Corte um limão-taiti ou siciliano em fatias no início da semana, e mantenha-as em um recipiente hermético na geladeira para que não fique tentado a ignorá-las.

Será possível trocar, algumas vezes por semana, o limão por 1 colher (de chá) de vinagre de cidra de maçã. Sabemos que esse delicioso elixir probiótico-fermentado é útil para reduzir os níveis de açúcar no sangue, reduzir o colesterol, ajudar na perda de peso, melhorar o metabolismo e reduzir a acidez no sistema. Se o sabor for muito desagradável para você, é possível misturar uma colher (de chá) de mel cru para adoçar.

ESCOVAÇÃO A SECO

Tipicamente, uma escova para esfoliação a seco possui cerdas naturais e uma alça para ser usada no corpo. Faça uma escovação a seco antes de sua massagem com óleos (veja a página 115) e antes do banho. A técnica aumenta a circulação, remove as toxinas do corpo e serve para esfoliar a pele.

Comece pelos pés e vá subindo, mantendo uma pressão firme. Mova a escova em linhas retas sobre os ossos longos e em movimentos circulares ao redor das articulações. Passe mais tempo em áreas como as coxas e nádegas, que costumam conter mais gordura e, portanto, acumular mais toxinas. À medida que vai subindo, escove seus braços e pescoço e continue escovando para cima. Não use a escova no rosto. O processo deve levar cerca de 5 minutos.

MASSAGEM COM ÓLEOS (*ABHYAṄGA*)

Massagem com óleos, ou abhyaṅga, *é uma automassagem de corpo inteiro que ajuda a estimular o sistema linfático e a remover toxinas. O óleo, se deixado na pele por 20 minutos, penetra todas as sete camadas dos tecidos, ajudando a remover as toxinas que estão presas no âmago do sistema. Existem óleos específicos para cada* doṣa, *que são infundidos com ervas para aliviar os desequilíbrios (várias empresas produzem misturas prontas, específicas para cada* doṣa; *veja a seção* **Recursos**, *na página 210). Use apenas óleos orgânicos em seu corpo. Essa prática é recomendada para todos os* doṣas, *mas pode depender do clima e da estação. É melhor evitar essa prática durante o período menstrual, gravidez, doença, ou se tiver feridas abertas, ou pele infectada e inchada.*

VĀTA • óleos pesados e com efeito de aquecimento: sementes de gergelim, amêndoa ou abacate

PITTA • óleos leves e com efeito de resfriamento: coco, azeitona, girassol ou ghee

KAPHA • óleos revigorantes e com efeito de aquecimento: mostarda ou açafrão-bastardo

Para executar o *abhyaṅga*, siga estas instruções:

1. Amorne uma pequena garrafa de óleo (tampada firmemente) sob água quente ou coloque-a em uma caneca com água quente (durante todo o processo, será usado entre menos de ¼ e ⅓ de xícara de óleo). Retire a roupa e coloque uma toalha ou tapete no chão, para caso o óleo escorra.

2. Coloque um pouco do óleo nas palmas das mãos e esfregue-as uma na outra. Adicione mais óleo às palmas das mãos conforme necessário. Aplique o óleo, começando pelo couro cabeludo, e massageie até as solas dos pés. Cubra todo o seu corpo com óleo; vāta deve usar mais óleo que kapha. Massageie

suavemente o óleo no couro cabeludo, rosto, pescoço, tronco, braços, axilas, seios, laterais, quadris, nádegas, costas, coxas, joelhos, panturrilhas, tornozelos, dedos e solas dos pés.

3. Depois de cobrir seu corpo com óleo, massageie seu couro cabeludo por 1 minuto, use movimentos circulares no rosto, esfregue para cima e para baixo em todos os ossos longos e em movimentos circulares ao redor das articulações. Faça movimentos suaves nos seios. Na barriga, esfregue o óleo em sentido horário. Durante a prática, mantenha pensamentos de amor e de cura para o seu corpo, concentre-se, talvez, nos pontos que considera problemáticos. Envie muito mais amor para essas áreas!

4. Se possível, deixe o óleo em sua pele, do início ao fim, por cerca de 10 a 15 minutos. Tudo bem se isso não for possível.

5. Quando terminar a massagem, limpe os pés na toalha e entre no chuveiro. Enxágue o óleo para que as toxinas sejam levadas embora junto com ele. Não há necessidade de usar sabonete (exceto em suas áreas de alto tráfego) e, assim, é possível deixar a camada do óleo em sua pele, a qual oferecerá proteção contra as toxinas do ambiente. Ocorre que esfregamos tanto a pele, que acabamos removendo muitos de nossos óleos naturais, então é necessário reidratar a pele com algum hidratante. O corpo funciona melhor quando o deixamos fazer seu próprio trabalho.

Caso não tenha tempo para uma massagem de corpo inteiro, pelo menos faça em suas articulações, cabeça e pés.

POTE NASAL

Um pote nasal (também conhecido como jala neti *ou* neti pot*) é um recipiente que se assemelha a um pequeno bule, usado para irrigar e lavar as vias respiratórias superiores. Seu nariz é a primeira linha de defesa contra as toxinas do ambiente. O pote nasal limpa qualquer coisa que esteja impedindo os pelos de seu nariz de protegê-lo contra as toxinas. É sempre bom ter um pote nasal por perto caso more em um local de clima úmido, tenha alergias sazonais, ou esteja fazendo uma purificação. A água salgada ajuda a reduzir as inflamações ou as irritações nos seios nasais e pode limpar os elementos alergênicos. Não recomendamos o uso do pote nasal em locais de clima seco ou altitudes elevadas.*

Para usar o pote nasal, ferva a água, mas deixe-a esfriar até que esteja apenas morna. No pote nasal, adicione ¼ de colher (de chá) de sal neti (sal formulado especificamente para essa técnica, que é possível encontrar *on-line* e em muitas lojas).

Encha seu pote nasal com água, e posicione sua cabeça de forma que ela fique inclinada em direção a um de seus ombros. Seu queixo não deve estar nem muito para a frente nem muito para trás. Respire pela boca. Despeje suavemente um pote cheio de água em uma de suas narinas. Se senti-la no ouvido, sua cabeça está muito para trás. Se a sentir nos seios nasais, sua cabeça está muito para a frente. Respire naturalmente pela boca.

Após deixar a água passar por sua narina, assoe suavemente o nariz. Repita a operação na outra narina com um pote cheio. Depois de terminar, incline a cabeça para a frente e gire os braços; ou então flexione-se para a frente, segure o tornozelo esquerdo com a mão direita e olhe para a esquerda. Faça o mesmo do outro lado.

ÓLEO NASYA

O óleo nasya é um óleo infundido com ervas para uso em suas narinas. Oferece uma sensação boa independentemente do clima da região em que moramos, mas é especialmente útil para as pessoas que moram em lugares de clima seco. Caso não encontre óleo nasya, é possível usar óleo de gergelim orgânico (mas não o óleo de gergelim torrado) ou ghee. Os óleos produzidos especificamente para o nariz incluem as marcas Banyan Botanicals e a Super Nasya do The Ayurvedic Institute, *bem como o* SV Ayurveda Tridoshic Nasya Oil *da empresa Chandi (veja a seção* **Recursos***, na página 210).*

Para usar o óleo nasya, incline a cabeça para trás ou deite-se. Usando um conta-gotas, coloque de 3 a 5 gotas diretamente em cada narina e aspire o óleo. Como alternativa, massageie o óleo em suas vias respiratórias com o dedo mindinho limpo. Com os dedos em pinça, aperte e solte suas narinas e inspire e expire várias vezes pelo nariz. Massageie as vias respiratórias ao longo do nariz e bochechas.

A prática pode ser realizada de duas a três vezes por dia ou quando necessário. Ao tratar as vias respiratórias dessa forma, ajudamos a bloquear as toxinas do ambiente e a reduzir as inflamações. O uso do óleo nasya é extremamente útil em aviões e em quartos de hotel para manter os seios nasais úmidos e saudáveis. Massagear a parte externa do nariz com o óleo também traz uma boa sensação. Adoro usar o óleo que sobrou em meu dedo para massagear as cutículas. Meu marido usa o óleo em seus cotovelos e jura que nunca estiveram mais macios.

NOTA IMPORTANTE:
Não use óleo nasya até pelo menos 1 hora depois de ter usado seu pote nasal para que não se acumule água em suas vias respiratórias superiores ou seios nasais.

AROMATERAPIA

A aromaterapia, o uso terapêutico de óleos essenciais, tem efeitos de cura e de equilíbrio tanto para o corpo quanto para a mente. Quando usado na pele ou por inalação, o óleo essencial infunde o corpo com moléculas minúsculas que podem entrar na corrente sanguínea para nutrir e curar; acalma o sistema nervoso e, assim, estimula as defesas naturais e a farmacopeia interna de nosso corpo. É fantástico aprender e incorporar essa prática em sua vida, sem mencionar que a maioria dos óleos possuem um ótimo aroma. Tenha em mente, porém, que usar óleos essenciais corretamente e aprender a fazer misturas é um processo muito sério. Estude com um profissional antes de tentar se curar de qualquer enfermidade complicada com óleos essenciais.

Muitos óleos essenciais possuem compostos voláteis de forma concentrada que podem oferecer cura a nível terapêutico com apenas algumas gotas. Menos é mais quando falamos de óleos; apenas algumas gotas podem ser altamente benéficas. Muitos óleos essenciais são antimicrobianos e antifúngicos (por exemplo, a melaleuca – *tea tree* –, a lavanda e o orégano). Alguns óleos essenciais também podem repelir insetos (uma mistura de citronela, capim-limão e gerânio funciona bem). Sempre carrego comigo melaleuca (*tea tree*) e óleos de lavanda quando viajo. Quando ainda há espaço em minha mala, também levo hortelã, gengibre e sândalo – óleos que amenizam, física e mentalmente, quaisquer problemas que eu tenha durante a viagem, desde a náusea até a fadiga.

Mentalmente, o olfato é capaz de invocar memórias – boas e ruins. Diferentes áreas do cérebro podem ser estimuladas a curar, liberar a tensão ou aumentar a alegria dependendo do aroma escolhido. O uso de óleos essenciais para evocar esses sentimentos sensoriais é um método ayurvédico para criar um caminho de cura para o cérebro através do corpo.

Como escolher os óleos

Os óleos essenciais são completamente diferentes das fragrâncias e dos óleos perfumados, que não têm efeito terapêutico e podem causar alergias. Escolha apenas óleos essenciais 100% puros: procure óleos de grau terapêutico, óleos orgânicos ou óleos vegetais puros. Os óleos de alta qualidade estão ficando mais fáceis de se encontrar e os preços estão baixando. Existem várias empresas de *marketing* multinível que vendem óleos essenciais caros, mas na minha experiência, é possível encontrar um bom óleo de alta qualidade em uma loja local de alimentos saudáveis. Pesquise antes de comprar óleos essenciais para ter certeza de que está comprando produtos de alta qualidade. Além disso, tenha ciência de que alguns óleos estão em extinção devido à exploração excessiva das plantas que os produzem, incluindo o pau-rosa, o sândalo e o olíbano.

Escolha um óleo carreador de qualidade para diluir o óleo essencial se estiver usando-o em seu corpo, pois os óleos essenciais são bastante poderosos (alguns óleos essenciais não diluídos podem ser usados diretamente na pele, mas faça isso apenas sob a orientação de um aromaterapeuta certificado). O uso de um óleo carreador específico para o seu ***doṣa*** (veja a lista a seguir) intensificará as qualidades medicinais do óleo essencial e também irá torná-lo mais seguro.

Um bom termômetro para determinar se escolhemos o óleo correto é o teste do sorriso. Você sorri quando o cheira? Se sim, use-o! No entanto, certos óleos são melhores para cada ***doṣa***. Os óleos essenciais listados a seguir são puros, mas com algum conhecimento é possível criar suas próprias misturas ou comprar misturas prontas para cada ***doṣa*** de empresas como a Floracopeia (veja a seção **Recursos**, na página 210).

PARA VĀTA • Escolha óleos que tenham efeitos de aquecimento, de aterramento, que sejam terrosos e doces, como baunilha, rosa, cravo, laranja, bergamota, manjericão, gerânio, patchouli, vetiver, agulha de abeto, tangerina e ylang-ylang. Os melhores óleos carreadores para vāta são gergelim, abacate e mamona.

PARA PITTA • Escolha óleos doces, que tenham efeito de resfriamento e sejam calmantes, como rosa, sândalo, jasmim, erva-doce, hortelã, limão-siciliano, lavanda, limão-taiti, capim-limão, melaleuca e neroli. Os melhores óleos carreadores para pitta são coco, girassol e açafrão-bastardo.

PARA KAPHA • Escolha óleos com efeito revigorante e de aquecimento, que sejam inspiradores e picantes, como cravo, eucalipto, alecrim, canela, hortelã-pimenta, gaultéria (*wintergreen*), toranja (*grapefruit*), gengibre, limão-siciliano, limão-taiti e rosa. Os melhores óleos carreadores para kapha são sementes de mostarda (de boa qualidade), jojoba e sementes de uva.

Como usar seus óleos

Use seus óleos ou misturas essenciais de qualquer uma das seguintes maneiras:

- Em um difusor. A difusão de óleos em seu local de trabalho ou em casa pode mudar rapidamente a atmosfera.
- Combine algumas gotas com um óleo carreador ou loção corporal não perfumada. Passe em seu corpo como faria com qualquer outra loção.
- Coloque algumas gotas em um chumaço de algodão e inspire profundamente algumas vezes.
- Acrescente de 10 a 15 gotas ao seu banho.
- Polvilhe algumas gotas de óleo nas paredes do chuveiro antes de entrar.
- Encha uma tigela com água quente e adicione algumas gotas de óleo essencial. Inspire o vapor por alguns minutos.
- Faça um *spray* doce (pitta), com efeito de aterramento (vāta) ou vitalizador (kapha), adicionando algumas gotas de óleos essenciais a um borrifador com água destilada. Borrife em sua cabeça, pescoço e rosto conforme necessário.

YOGA

*O movimento consciente (*mindful*) pode ser muito gratificante, porque exercita seu cérebro tanto quanto seu corpo. Ao mantermos o foco durante o exercício, incorporamos o processo de cura de forma profunda aos nossos ossos e tecidos, e aprendemos mais sobre o que nosso corpo quer e quando. Acredito que o yoga – especialmente o yoga do estilo Iyengar criado por B.K.S. Iyengar (1918-2014) – se encaixa muito bem às necessidades dos três* doṣas.

Esse tipo particular de yoga dá ênfase ao alinhamento, à respiração e à postura adequada, aproximando-se muito da prática original de séculos atrás. Não confunda posturas de yoga com o yoga dos vedas. *Os Yoga Sūtras de Patañjali* é uma escritura sobre como viver. Hoje em dia, estamos familiarizados com os ***āsanas***® (posturas) do yoga – vestir roupas de yoga, pegar um tapete e ir para a aula de yoga.

® Em sânscrito, a palavra é do gênero neutro, deixei-a no masculino (N.T.)

Quase todas as posturas do yoga podem ser modificadas para as particularidades de seu ***doṣa***, e há certos estilos de yoga que são mais adequados para cada tipo. Com isso em mente, as seções seguintes descrevem algumas posturas e como elas beneficiam o seu ***doṣa*** (agradeço muito ao doutor David Frawley, autor de *Yoga for your type: an Ayurvedic Approach to your asana practice*, bem como à Claire Diab, que conduziu meu treinamento de yoga dentro do Programa de Certificação *Perfect Health* no *Chopra Center*).

A personalização de sua rotina de yoga (para que combine com seu ***doṣa*** primário) lhe trará benefícios. Uma grande rotina diária incluirá posturas em pé, torções, flexões, posturas de equilíbrio e posturas restauradoras. Além do yoga, um treino completo inclui alongamento, exercícios aeróbicos e musculação (veja a página 59 para obter os melhores exercícios para cada ***doṣa***).

Diretrizes para vāta

Vāta, eu sei que você quer voar e fazer rapidamente sua rotina, mas é melhor diminuir o passo. As pessoas com excesso de vāta poderão se beneficiar bastante das posturas que promovem o aterramento, o enraizamento e a respiração profunda. Essas posturas incluem as posturas da Árvore, da Montanha e da Criança. As posturas do Guerreiro 1 e do Guerreiro 2, quando mantidas por pelo menos 1 minuto, também são boas escolhas. Cada uma dessas posturas está descrita na próxima seção.

Evite o yoga de fluxo (*flow yoga*), no qual você se movimenta rapidamente de uma postura para outra, pois pode gerar ansiedade e nervosismo na mente vāta. Vāta precisa manter-se atento ao corpo em cada postura, bem como às transições entre elas. Mova-se lenta e deliberadamente. Evite a vontade de se movimentar com rapidez. As flexões para a frente massageiam o cólon e o intestino, reduzindo, assim, os gases e os inchaços e promovendo uma eliminação saudável – muito importante para um vāta saudável. "Devagar e sempre" é o mantra para vāta no yoga.

Vāta se beneficia mais com o yoga quando é capaz de se concentrar, manter a calma e aterrar-se. Respire de maneira profunda e constante. Permaneça lento, enraizado e relaxado. Evite a vontade de se movimentar com rapidez. Mantenha-se consistente e estável durante toda a sessão. Aproveite uma longa e profunda Postura do Cadáver no final de sua rotina. Já que vāta é seco e frio, cubra-se com uma manta e vista meias para essa postura. Deixe que o fluido sinovial, que foi posto em movimento durante a prática, penetre profundamente em seu corpo.

Diretrizes para pitta

Eu sei que você realmente ama *hot yoga*, mas, por favor, por você e por todos aqueles em seu entorno, evite-o! Embora possa parecer benéfico no início, suas chamas pitta estão sendo estimuladas e isso irá causar desequilíbrios a longo prazo. Em vez disso, escolha uma rotina de yoga que seja mais relaxada e fria. Evite o esforço excessivo. Escolha uma academia sem espelhos ou música para que possa se concentrar em si mesmo e não se comparar com outras pessoas. Mergulhe em si. Seja paciente e alegre consigo. Divirta-se; não é uma competição.

Evite julgar a si mesmo ou aos outros. Com sua compleição naturalmente forte e mediana, as posturas de yoga podem ser desafiadoras, já que esse não é o mais flexível dos ***doṣas***. Seja paciente e conseguirá.

Pitta deve evitar o yoga nas horas mais quentes do dia, então agende suas aulas de acordo com essa diretriz. Pitta precisa deixar que o calor se esvaia durante sua rotina. Inversões criam calor, especialmente na cabeça, então evite-as. Posturas de abertura do peito e dos quadris são ótimas para pitta. Tente as posturas do Camelo, do Arco, da Ponte e da Cobra.

A respiração deve ser firme e relaxada. Você pode até mesmo praticar a respiração de resfriamento (veja a página 157) para esfriar entre uma postura e outra. Disponha de tempo para a Postura do Cadáver. Acalme-se e relaxe por cerca de 10 a 15 minutos.

Diretrizes para kapha

Ah, kapha, como você ama fazer yoga suave, lento, com posturas sentadas, flexões para a frente e torções. Mas resista à vontade de desacelerar, aproveite esse seu corpo naturalmente bem lubrificado: fique em pé e se movimente! Aqueça o corpo antes de iniciar sua rotina. Mantenha-se altivo e permaneça em cada postura por pelo menos 1 minuto. Vamos lá, levante esses braços! Abra o peito, flexione para trás e sinta a energia. Se a música o ajuda a se movimentar mais rápido, então lembre-se de ligar o som.

Respire profundamente durante sua rotina e não tenha medo se ficar sem fôlego. Respire rápida (através do nariz) e profundamente em uma velocidade constante. Mova-se com mais velocidade do que vāta e pitta entre uma postura e outra, mas mantenha-se consciente de seus movimentos para evitar se machucar. Crie calor em seu corpo, e até mesmo se desafie um pouco.

O melhor momento para kapha praticar yoga ocorre durante o horário kapha, isto é, entre as 6h e as 10h. Isso ajudará a começar o dia com motivação e energia, e ajudará a mantê-lo energizado e motivado ao longo do dia. Tente fazer uma purificação e energização com a respiração do fole acelerado (veja a página 158) no início ou no final de sua rotina, após a Postura do Cadáver (veja a página 142). Kapha terá resultados melhores se realizar uma Postura do Cadáver mais curta, por cerca de 5 a 10 minutos.

NOTA SOBRE A POSTURA DO CADÁVER

A Postura do Cadáver, ou *Śavāsana*, é talvez a postura mais importante para todos os três *doṣas*. Essa postura incorpora, de forma profunda, toda a rotina do yoga aos seus ossos, músculos e tecidos – assim como à mente. Não economize seu tempo de permanência nesta postura. No final de sua prática, dê o tempo adequado à Postura *Śavāsana*. Para vāta, de 15 a 20 minutos é ótimo. Para pitta, de 10 a 15 minutos funciona bem, e para kapha, de 5 a 10 minutos será suficiente.

POSTURAS DE YOGA COM MODIFICAÇÕES PARA CADA *DOṢA*

Postura da Montanha (*Tāḍāsana*)

Após dominar esta postura, muitas outras tarefas em sua vida parecerão menos estressantes. É possível praticá-la enquanto escova os dentes, trabalhando (caso sua função exija ficar em pé), na fila, ao lavar a louça e antes da meditação. Quando estiver alinhada da forma correta, a postura não exigirá mais esforço, como se você pudesse se manter nela para sempre sem estresse ou tensão. Será como se um fio estivesse preso ao topo de sua cabeça, puxando-a para cima, aumentando a sensação de leveza e conforto. Seus pés ficarão equilibrados e conectados à terra.

1. Fique com os pés juntos e paralelos, os braços soltos dos lados e as palmas das mãos voltadas para a frente, ao lado das coxas. Mantenha o olhar suave e para a frente. As orelhas devem estar alinhadas com os ombros. Deixe o peito aberto e mantenha os ombros para trás e para baixo, com as omoplatas deslizando para baixo pelas costas, apoiando a espinha de maneira suave, com um leve arco nas costas. Seus joelhos devem estar acima dos dedos dos pés. Dê atenção especial à sua pélvis. Ela deve estar em uma posição neutra: não muito para trás nem muito para a frente. Mova-se um pouco para encontrar esse ponto. Seu pescoço deve estar alongado e natural.

2. Tente se equilibrar com os quatro cantos de seus pés: sob o dedão do pé, o mindinho, o lado esquerdo do calcanhar e o lado direito do calcanhar. Você pode até levantar os dedos dos pés para sentir melhor esse aterramento e, em seguida, lentamente baixá-los. Feche os olhos e sinta seu corpo colocando-se na postura e aterrando, e fique quieto.

DICAS PARA OS *DOṢAS*:
Vāta, concentre-se na inspiração como uma forma de silenciar a mente e aterrar o corpo. As respirações devem ser longas e suaves. Pitta, concentre-se em encontrar o silêncio dentro de si, fazendo respirações longas e sentindo uma elevação física e mental na postura. Pratique com os olhos fechados, se quiser. Kapha, concentre-se em elevar-se e expandir. Sinta seus músculos enquanto presta atenção em cada parte do seu corpo ao inspirar e expirar. A respiração deve ser regular.

3. Abra os olhos. Ao inspirar, aterre a postura por meio de seus pés, panturrilhas, joelhos e coxas. Sinta as coxas sendo empurradas uma contra a outra como se estivesse segurando um bloco entre elas. Comprima o cóccix para baixo. Sinta seus ombros se moverem para baixo. Encha sua caixa torácica com ar e expanda seu tronco.

4. Ao expirar, alongue toda a coluna a partir do sacro, sentindo seu tronco contrair. Sinta o topo de sua cabeça aberto e conecte-se ao universo. Ao expirar, é possível colocar o queixo um pouco para dentro.

5. Mantenha seus braços, mãos e dedos relaxados. Faça o mesmo com seu rosto, pescoço e garganta.

6. Faça pelo menos dez respirações, aterrando e alongando ao inspirar, e contraindo e realinhando ao expirar.

Cachorro Olhando para Baixo (*Adho Mukha Śvānāsana*)

Faça como os cães! Nossas três cachorrinhas (uma delas resgatada na Índia) realizam a Postura do Cachorro todas as manhãs quando acordam – você deveria fazer o mesmo. É uma ótima maneira de fazer o sangue passar pela cabeça para criar consciência, e de alongar e abrir a coluna depois de uma boa noite de sono. Brinque com a Postura do Cachorro, mova-se, dobre os joelhos e tente colocar os calcanhares no chão. O primeiro Cachorro Olhando para Baixo do dia deve ser lúdico e flexível. Divirta-se com a postura. Esta pode ser vista como uma postura de descanso entre movimentos mais vigorosos. Para ganhar mais força e um maior alongamento, mova-se com tranquilidade entre a Postura da Prancha e a do Cachorro. Isso é ótimo para o seu abdômen e acaba sendo um verdadeiro exercício por si mesmo.

1. Comece a postura de quatro com os joelhos no chão alinhados com os quadris (que geralmente é uma distância menor do que imaginamos). Coloque os dedos dos pés no chão de maneira que as solas estejam viradas para fora. Mantenha os braços retos, a parte interna dos cotovelos voltadas uma para a outra, as palmas das mãos planas no chão, e os dedos abertos e espalhados, com atenção especial para o dedo médio, que o manterá aterrado. A distância entre suas mãos deve ser a distância entre seus ombros ou um pouco menos. Seu rosto deve estar voltado para o chão com sua coluna esticada e natural. Seus joelhos devem estar ligeiramente atrás de seus ísquios (os ossos que usamos para sentar sob a pele de nossas nádegas) para facilitar a elevação do corpo.

2. Para preparar o corpo, faça as posturas do Gato e da Vaca (veja a página 132) algumas vezes para relaxar a coluna.

DICA PARA OS *DOṢAS*:
Vāta, mova-se lentamente entre cada estágio, respire profundamente e estenda seu corpo por meio de seus braços e pés, sinta seu tronco se expandindo e se estendendo. Mantenha-se na postura por períodos mais longos. Pitta, sinta seu tronco, braços e pernas se alongando. Sinta o ar frio enchendo seu corpo ao respirar pelo nariz. Mantenha-se na postura por períodos mais curtos de tempo e descanse na Postura da Criança entre as repetições. Kapha pode fazer mais repetições em um ritmo mais rápido e pode se manter na postura por mais tempo. Sinta-se elevar, alongar e estender. Descanse sentado em seus calcanhares.

3. Ao inspirar, com os dedos dos pés no chão, leve seu corpo para cima, levantando os joelhos do chão, elevando seus quadris, alongando o tronco, e estendendo os braços. Estenda as pernas e, se possível, leve os calcanhares em direção ao chão (ou apenas pense nisso!). Caso seja mais confortável, deixe seus joelhos ligeiramente dobrados. Deixe sua cabeça para baixo e olhe para o umbigo, caso esse alongamente lhe faça se sentir bem. Se não for o caso, olhe para trás em direção aos seus pés. Relaxe os músculos do rosto.

4. Ao expirar, alongue e levante os quadris, colocando-se mais profundamente na postura, e relaxe. Sinta-se livre para se mexer e se soltar um pouco, dobrando os joelhos e ajustando os braços. Encontre seu centro – especialmente no primeiro Cachorro Olhando para Baixo do dia. Ao inspirar, sinta seu corpo ficando cada vez mais leve. Ao expirar, aterre-se de maneira mais profunda.

5. No início, mantenha-se na postura por cerca de 20 a 30 segundos. Tente chegar a 60 segundos.

6. Para sair da postura, dobre os joelhos até o chão ao expirar e sente-se de volta sobre suas coxas dobradas, com o topo dos dedos dos pés contra o chão. Sente-se sobre os seus calcanhares. Como alternativa, é possível continuar flexionando até a Postura da Criança (veja a página 135).

Postura da Árvore (*Vṛkṣāsana*)

Saiba que as posturas de equilíbrio são tão boas para o seu cérebro quanto para o seu corpo. O cérebro se movimenta de um ponto para o outro enquanto você treina em uma postura de equilíbrio, fortalecendo e criando novos padrões e redes neurais. Sempre que se sentir mentalmente lento, faça a Postura da Árvore ou outra postura de equilíbrio que lhe agrade, e veja como ela o desperta.

1. Comece como se fosse fazer a Postura da Montanha (veja a página 126) e respire profundamente para se aterrar. Olhe para a frente e, ao inspirar, mude lentamente seu peso para a perna direita e sinta o peso desde o quadril até a sola do pé. Ao expirar, levante a perna esquerda e coloque o pé esquerdo firmemente na parte interna da coxa direita, abaixo do joelho ou no tornozelo, o que for mais confortável. Use a mão para ajudar a levantar o pé e colocá-lo no local correto. Sua pélvis deve estar neutra e seus quadris nivelados com o chão. Sua perna esquerda deve estar aberta e seu joelho aberto para o lado. Acho interessante pressionar minha coxa contra meu pé para conseguir um melhor equilíbrio.

2. Se necessário, fique ao lado de uma parede para se equilibrar. Caso não esteja ao lado de uma, abra as mãos e deixe as palmas voltadas para a frente. Lentamente comece a levantar os braços para o lado e, em seguida, acima da cabeça. Vire as palmas das mãos para se juntarem acima da cabeça. Respire de forma lenta e constante, olhando para a frente. Seus ombros devem estar abaixados e relaxados, com a parte interna dos braços ao lado dos ouvidos.

DICA PARA OS *DOṢAS*:
Vāta, respire longa e profundamente, visualize raízes entrando profundamente no solo através de seus pés, e mantenha-se imóvel com braços levantados e alongados. Pitta, sinta-se leve e relaxado na postura e não rígido ou tenso. Seja flexível. Kapha, faça várias repetições de ambos os lados. Sinta seus músculos se movendo para cima, e mantenha o equilíbrio. Aterre com os pés, mas eleve as mãos e estenda os braços para cima.

3. Ao inspirar, perceba seu equilíbrio e faça ajustes. Ao expirar, alongue sua coluna para cima. Mantendo o cóccix estendido para baixo e os ombros baixados, estenda os dedos para cima.

4. Para sair da postura, abaixe delicadamente os braços e a perna ao mesmo tempo e coloque o pé levemente no chão. Volte para a Postura da Montanha novamente, e depois mude seu peso para o pé esquerdo, e siga a mesma rotina.

5. Mantenha a postura de cada lado pelo tempo que for confortável.

Postura do Gato (*Mārjāryāsana*) e Postura da Vaca (*Bitilāsana*)

Essas duas posturas são realizadas em conjunto, então é possível encontrá-las com o nome de Postura do Gato-Vaca. Ambas são usadas para alongar a parte inferior da coluna e os quadris, bem como abrir o peito.

1. Fique de quatro com as mãos espalmadas no chão, os dedos espalhados, os pulsos alinhados com os ombros, e a parte interna dos cotovelos voltadas uma para a outra. Evite curvar ou encolher os ombros. Os dorsos dos pés devem estar apoiados no chão. Mantenha os joelhos afastados na largura dos quadris. (Coloque um cobertor ou um segundo tapete de yoga sob os joelhos se estiver desconfortável.)

2. Respire profundamente e nivele suas costas para que a coluna fique alinhada diretamente entre seu cóccix e o topo de sua cabeça; os ombros devem estar relaxados e abaixados. Coluna e pescoço devem estar alinhados. Olhe para o chão de modo a conseguir ver cerca de 30 centímetros à sua frente.

3. Ao expirar, arqueie as costas para que se torne côncava e sua barriga se mova em direção ao chão. Mantenha os braços retos (Vaca).

4. Ao inspirar, gire e levante os ombros, contraia a pélvis e eleve as costas em direção ao teto (Gato).

5. Repita algumas vezes o movimento entre as posturas do Gato e da Vaca, mantendo-as sincronizadas com sua inspiração e expiração.

DICA PARA OS *DOṢAS*:
Conforme descrito, esse *āsana* é bom para todos os *doṣas*. As respirações profundas unidas ao movimento podem remover o excesso de vāta. Pitta irá adorar os exercícios para os músculos abdominais. Quando realizado um pouco mais rápido, serve como um bom aquecimento para kapha.

GATO CURIOSO

Para obter mais flexibilidade, experimente o movimento do gato curioso: de quatro com as costas retas e o queixo ligeiramente virado para dentro, olhe por cima do ombro esquerdo e mova a lateral esquerda do quadril ligeiramente para o lado, paralela ao chão. Mantenha-se na postura por duas respirações. Em seguida, vire a cabeça para o lado direito, mova a lateral direita do quadril e faça duas respirações. Repita duas vezes de cada lado. Sinta sua pélvis se movimentando de cá para lá enquanto você olha para o mesmo lado. Seus ombros mudarão automaticamente para o lado oposto do seu olhar...

Postura da Cadeira com rotação de tronco (*Parivṛtta Utkaṭāsana*)

Perfeita para ser realizada em aviões, trens, automóveis, ou em qualquer lugar em que precise ficar sentado por um longo período de tempo. Claro, acrescentar posturas de torção à sua rotina é ótimo para o seu abdômen e órgãos. As torções podem remover as toxinas dos órgãos para que iniciem sua jornada para fora do corpo.

1. Usando uma cadeira sem apoio de braço, sente-se de lado com a parte lateral de seu corpo voltada para o encosto da cadeira, pés inteiros no chão e tornozelos o mais próximo possível. Sua coluna deve estar ereta, mas não rígida. Mantenha os ombros para baixo e relaxados, longe de suas orelhas. Seu pescoço deve estar alongado, e sua barriga relaxada. Mantenha sua pélvis neutra, e mantenha seu peso equilibrado entre os ísquios (os ossos que usamos para sentar sob a pele de nossas nádegas).

2. Segure o encosto da cadeira com as duas mãos e vire para a direita. Mantenha o olhar suave por cima do ombro direito. Inspire e expire lentamente. Ao inspirar, aumente a torção. Ao expirar, alongue a coluna, girando ainda mais, se possível.

3. Repita no lado oposto.

DICA PARA OS *DOṢAS*:
Todas as torções são boas para os três *doṣas*. Lembre-se apenas de não exceder os limites do seu corpo. Uma boa orientação é não torcer o pescoço, e alinhar o olhar para que esteja sempre paralelo ao umbigo.

Pernas para cima na parede (*Viparīta Karaṇī*)

Esta postura é uma obrigação absoluta para sua rotina, especialmente se costuma viajar ou fica de pé o dia todo. A primeira coisa que faço quando chego ao meu quarto de hotel depois de viajar é encontrar um lugar no chão (ou na cama) para fazer essa postura. Ela alivia o inchaço e a pressão nos pés, tornozelos e panturrilhas, ao mesmo tempo que a retenção do sangue em sua barriga acalma o sistema nervoso e permite o relaxamento.

1. Encontre um espaço na parede onde seja fácil movimentar as pernas sem que encontrem obstáculos no caminho.

2. Sente-se com a lateral direita do quadril, joelho e panturrilha paralelos à parede. Mexa a lateral das nádegas para que fique toda contra a parede. Então deite e eleve as pernas contra a parede.

3. Ajuste seu corpo para que você se sinta confortável para relaxar nesta posição por cerca de 5 ou 10 minutos. Se quiser, coloque um travesseiro ou toalha enrolada sob sua cabeça ou pescoço.

4. Pode-se deixar os pés para cima em posição natural, flexionando e apontando os dedos dos pés para cima, e rotacionando os tornozelos. Também é possível abrir as pernas, permitindo que elas deslizem pela parede em direção aos lados. Caso seja capaz, pode-se juntar as solas dos seus pés e descansar nessa posição com as pernas na parede.

5. Para sair da postura, dobre os joelhos em direção ao peito, role para o lado direito e empurre lentamente seu corpo para cima, mantendo a cabeça e o olhar para baixo. Levante lentamente a cabeça enquanto se senta. Aguarde um momento antes de ficar de pé.

DICA PARA OS *DOṢAS*:
Pitta, talvez você sinta vontade de passar voando por esta postura, mas tente dar a si mesmo algum tempo. Muitas ações sutis estão acontecendo nesta postura – pitta não é muito bom com as ações sutis. Kapha, talvez você tenha vontade de dormir aqui, mas mantenha-se acordado e relaxado, e movimente suas pernas na parede de um lado para o outro. Vāta, mantenha a postura firme até chegar a uma sensação de calma. Volte seu olhar para dentro e deixe que esta postura o ajude a liberar qualquer ansiedade e preocupação.

Postura da Criança (*Bālāsana*)

Esta é uma postura de descanso entre os āsanas*, bem como uma postura com profundo efeito curativo e tranquilizante; a Postura da Criança ajuda a aterrar sua prática sempre que decidir usá-la - seja no início, no meio ou no fim. Não tenha pressa, sinta sua respiração, acalme a mente e integre sua prática à mente e ao corpo.*

1. Sente-se de joelhos com o dorso dos pés contra o chão, os joelhos juntos ou um pouco mais separados, o que for mais confortável. Se for desconfortável, coloque uma toalha enrolada ou manta sob seus tornozelos ou sob seus joelhos.

2. Estique os dois braços sobre a cabeça, alongando sua coluna e levando-os para o chão, os braços devem ficar estendidos à sua frente e a parte superior dos braços deve ficar ao lado das orelhas.

3. Coloque sua testa no chão e feche os olhos. Se achar que o alongamento é profundo demais, use uma toalha enrolada ou um bloco de yoga para colocar sob a testa. Dobre o queixo e descanse. Leve o peito para a frente e descanse-o sobre as coxas. Alternativamente, seus braços podem ser colocados ao longo das laterais de seu corpo, com as palmas das mãos voltadas para cima.

4. Observe sua respiração e a cada expiração coloque-se mais profundamente na postura. Conte até 10, ou saia da postura quando se sentir pronto, elevando o tronco lentamente e mantendo o olhar para baixo. Volte para a posição sentada sobre os seus pés.

DICA PARA OS *DOṢAS*:
Esta é uma postura que oferece aterramento, resfriamento e descanso e, assim, satisfaz todos os três *doṣas*.

Postura da Ponte (*Depada Pidam*)

Assim como em nossa prática ayurvédica, ações opostas equilibram os doṣas. *A Postura da Ponte cria equilíbrio no corpo, pois move os quadris para cima de um modo contrário ao movimento normal. Ao elevar-se e alongar-se, o corpo se abre e se cura, movimenta-se melhor e passa a se sentir mais tranquilo.*

1. Deite-se no chão com os joelhos dobrados e seus pés próximos de suas nádegas, na largura dos quadris. Os dedões dos pés devem estar ligeiramente voltados um em direção ao outro, os joelhos devem estar alinhados com os pés.

2. Sinta a parte de trás de sua cabeça contra o chão. Os braços devem estar esticados nas laterais com as palmas das mãos voltadas para baixo. Você pode se virar para a direita, erguer-se, e colocar o ombro esquerdo sob as costas, faça o mesmo no lado esquerdo. Isso lhe dará uma maior elevação em sua postura.

3. Mantendo a parte inferior das costas neutra (isso é muito importante), aterre os pés no chão e deixe que seu cóccix e seus quadris se elevem sem esforço. Os ombros ajudarão a criar uma base para a postura.

4. Ao expirar, eleve a coluna e sinta o arco se formando na parte superior de seu corpo. As palmas de suas mãos permanecem planas no chão, seu pescoço está relaxado e a parte inferior das costas está neutra.

5. Continue respirando enquanto mantém a elevação por cerca de 30 a 40 segundos.

6. Para sair da postura, inspire e, lentamente e com controle, abaixe as costas, uma vértebra de cada vez. Seu cóccix será o último a descer. Respire uma ou duas vezes, relaxe e levante novamente, aumentando gradualmente o tempo de permanência na postura.

DICA PARA OS *DOṢAS*:
Como em qualquer postura, é importante conhecer a si mesmo e seus limites. Pitta tende a se esforçar mesmo que sinta dor. Vāta pode ser disperso e impreciso. Kapha pode se poupar e fugir das posturas mais difíceis. A Postura da Ponte é ótima para explorar esses sentimentos. Kapha deve se elevar mais e se manter na postura por mais tempo. Pitta pode levar o tempo que quiser para explorar a postura, e encontrar pontos em que se sinta mais confortável para fazer a elevação. Vāta pode praticar a postura de maneira lenta e, assim, aumentar a força nos membros e encontrar apoio na parte inferior das costas.

Flexão para a frente com as pernas afastadas (*Pādottānāsana*)

Basta observar qualquer criança no parquinho e a veremos flexionar o corpo para a frente, rir e descansar com facilidade, e então com a mesma velocidade ela se levanta e dispara para a próxima brincadeira. Todos nós conseguíamos fazer esta postura sem esforço quando éramos crianças, entretanto nós a esquecemos e a perdemos. Mas não precisamos deixá-la desaparecer. Pensar como uma criança pode ajudá-lo a se aprofundar nessa postura e a sustentá-la por mais tempo para obter seus benefícios integrais.

1. Fique em pé com as pernas abertas paralelas uma à outra e distantes cerca de 1 a 1,5 metro.

Para que a postura seja uma flexão para a frente comum, siga os passos descritos na flexão em pé com as pernas afastadas, mas mantenha seus pés separados na largura dos quadris.

2. Ao expirar, flexione para a frente, usando a cabeça como guia e sentindo a elevação em seus ísquios (os ossos que usamos para sentar sob a pele de nossas nádegas). Caso consiga, coloque as mãos no chão; se não conseguir, coloque vários blocos de yoga na sua frente e coloque as mãos nos blocos.

3. Caso consiga alcançar o chão, dobre os cotovelos na face interna dos joelhos e deixe que o topo de sua cabeça toque o chão. Talvez seja preciso ajustar a distância entre seus pés para alcançar o chão. Não faça força. Ouça seu corpo.

DICA PARA OS *DOṢAS*:
Esta é uma excelente postura para reduzir o pitta de forma suave, permitindo que ele flua e se resfrie na medida em que a postura é realizada. Para vāta, faz bem sentir, aqui, a imobilidade e a fundação proporcionadas pela postura das pernas afastadas. Kapha se beneficiará da força das pernas, da abertura do peito e da elevação do cóccix e do torso. Kapha pode fazer e sair da postura mais rapidamente do que os outros *doṣas*.

4. Caso queira, levante a cabeça e olhe para cima, sinta sua coluna se alongando e depois abaixe-a novamente.

5. Para sair da postura, coloque as duas mãos na cintura ou nos quadris, mantendo a cabeça baixa. Ao expirar, levante lentamente, uma vértebra de cada vez, deixe o queixo no peito e levante a cabeça apenas no final.

6. Equilibre-se e, então, junte os pés novamente com um pulo ou com um movimento de caminhada. Talvez você queira arquear suas costas na direção oposta ao ficar novamente em pé para equalizar a postura. Basta levantar os braços sobre a cabeça e se curvar sem esforço para trás, arqueando a coluna ao inspirar. Volte para a posição ereta e, ao expirar, flexione para a frente, balançando os braços ao seu lado.

Saudação ao Sol

Esta postura é normalmente repetida 12 vezes - uma rodada contém o agachamento com a perna esquerda, que é repetido no lado direito com o agachamento correspondente. O número 12 é o número de signos no zodíaco, então realizamos uma saudação para cada signo, de frente para o leste para saudar o sol, a maior estrela da galáxia.

1. Fique de frente para o leste em direção ao sol nascente. Faça a Postura da Montanha (veja a página 126) com as mãos em posição de oração. Concentre a atenção em sua respiração, sinta seus batimentos cardíacos. Leve toda sua consciência para o centro de seu peito, para o *chakra* [lê-se "tchácra"] do seu coração, e permaneça alguns instantes aqui.

2. Fique na frente do tapete de yoga, com os pés paralelos separados um pouco menos do que a largura dos quadris. Plante os pés e sinta todo o corpo se alinhando. Deixe os braços ao seu lado, as palmas das mãos viradas para a frente, queixo voltado ligeiramente para dentro e ombros para baixo. Olhe para a frente.

3. Ao inspirar, levante os braços em um círculo acima da cabeça, elevando-os da lateral até a parte superior da cabeça, e junte as palmas das mãos sobre o topo de sua cabeça. Mantenha os cotovelos retos e os braços atrás das orelhas com um leve arco nas costas. Olhe para cima.

4. Ao expirar, incline-se para a frente, levando os braços para o chão em uma flexão em pé para a frente. Dobre os joelhos se precisar e use blocos de yoga se suas mãos não chegarem ao chão. Deixe sua cabeça e pescoço penderem, criando uma longa extensão espinhal. A partir dessa postura, levante a cabeça e olhe para cima; leve as mãos para os joelhos.

DICA PARA OS *DOṢAS*: Kapha pode realizar a rotina em uma velocidade maior, talvez pulando ou saltando para trocar os pés nos agachamentos. Vāta pode realizar os movimentos de modo mais lento, concentrando-se em um fluxo tranquilo e alinhamentos adequados. Aterre seus quadris em direção ao tapete nos agachamentos unilaterais para obter uma postura mais estável. Pitta, enquanto você tem vontade de continuar, tente sentir seus braços, pernas e coluna se alongando. Respire a cada postura, desacelere e sinta todo o exercício físico.

5. Inspire, mova novamente a cabeça e as mãos para baixo em direção ao chão (ou use blocos de yoga para as mãos, caso não consiga alcançar o chão) e alongue seu tronco.

6. Expire e leve o pé direito para trás em um agachamento unilateral. Preste atenção para que o joelho esquerdo dobrado não fique diretamente acima do pé esquerdo. Ele deve estar alinhado com o calcanhar, perpendicular ao chão. Deixe a coxa esquerda paralela ao chão. Ao inspirar, incline-se para trás por meio de seu calcanhar direito para dar suporte à postura. Alongue e arqueie o tronco, e incline-se para a frente sobre a coxa esquerda. Olhe para a frente e levante os braços sobre sua cabeça.

7. Ao expirar, abaixe os braços, coloque as palmas das mãos no tapete e leve o pé esquerdo para trás, paralelo ao pé direito para fazer a Postura do Cachorro Olhando para Baixo (veja a página 128). Abra os dedos das mãos no tapete e plante os pés firmemente no chão. Caso precise, dobre os joelhos e levante os calcanhares. Eleve a barriga, arqueie as costas, e leve seus quadris e nádegas para trás. Olhe para baixo.

8. Inspire e leve seu tronco para a frente até que seus ombros estejam sobre seus pulsos na Postura da Prancha. Seus braços estarão perpendiculares ao chão. Tente não deixar que a parte superior de sua coluna desmorone entre as omoplatas: force seus cotovelos para dentro, separando as omoplatas. Olhe para o chão. Em seguida, exale enquanto, em um movimento ondulado, leva primeiro os joelhos para o chão, em seguida o peito e, por fim, o queixo.

9. Ao inspirar, flexione seu corpo para cima, não contraia a parte inferior da coluna. Flexione para cima para que sua cabeça e peito saiam do chão (Postura da Cobra). Os cotovelos podem permanecer dobrados e no chão, ou ligeiramente levantados, próximos ao corpo. Eleve seu corpo apenas enquanto for confortável fazê-lo. Não force ou tensione a parte inferior das costas. Olhe para a frente.

10. Ao voltar para o chão, inale e eleve o corpo para realizar a Postura do Cachorro Olhando para Baixo (veja a página 128); em seguida, expire e leve a perna direita para a frente, fazendo um agachamento unilateral. Caso queira, mantenha as mãos no tapete, ou busque um ponto de equilíbrio e eleve os braços esticados acima da cabeça. Se os seus braços estiverem levantados, abaixe-os de volta para o tapete e leve sua perna esquerda para a frente; faça uma flexão em pé para a frente, as duas mãos devem permanecer no chão ou no bloco de yoga, e sua cabeça para baixo.

11. Ao inspirar, levante-se, eleve os braços acima da cabeça e saúde o sol com um sorriso no rosto, olhando para cima.

12. Leve seu olhar e mãos para baixo ao nível dos olhos. Junte as mãos em posição de oração em frente ao seu coração. Respire fundo. Faça a Postura da Montanha (veja a página 126).

13. Repita a partir do passo 2 com o agachamento unilateral do lado oposto. Pratique tantas rodadas quantas forem confortáveis: entre 2 e 12. Kapha, faça uma a mais. Pitta, faça uma a menos. Vāta, faça o que for confortável.

Postura do Cadáver (*Śavāsana*)

Simplificando, esta é sua postura mais importante. Pitta geralmente prefere não realizá-la, kapha adormece e vāta se sente frio. Entretanto, com a preparação adequada, será fácil perceber que esta postura ajudará a integrar, de forma profunda, toda a sua prática a todas as sete camadas de seus tecidos: plasma, sangue, músculos, gordura, ossos, sistema nervoso e tecido reprodutivo. Caso não faça essa postura, você estará realmente deixando de lado uma prática completa de āsanas. *Caso esteja realizando a postura por conta própria (não por meio de aulas e um professor), utilize um temporizador com alarme suave para indicar o final do exercício. Dessa forma, é preciso apenas se concentrar no relaxamento.*

1. Deite-se no chão de costas com as pernas esticadas e ligeiramente separadas. Deixe seus pés naturalmente caídos para os lados.

2. Relaxe os ombros, deixando-os distantes de suas orelhas, e sinta seus braços ficarem pesados enquanto afundam no chão, as palmas viradas para cima.

3. Sinta sua nuca se alongar e relaxe o rosto e a mandíbula. Sinta a parte de trás de sua cabeça contra o chão.

4. Relaxe o abdômen. Sinta a parte inferior de sua coluna e pélvis destravadas e neutras.

5. Verifique todo o seu corpo, começando com os dedos dos pés e depois mova-se para a sola dos pés, tornozelos, e assim por diante. Continue a verificação e, ao concentrar-se em cada parte de seu corpo, respire fundo, e ao expirar, libere qualquer estresse ou tensão nessa área. Permita-se sentir relaxado e desapegado.

DICA PARA OS *DOṢAS*:
Vāta pode se deitar sobre uma manta, usar algo para cobrir os olhos, e talvez uma manta dobrada ou enrolada para apoiar o pescoço, os pés e os joelhos. Pitta pode precisar de algo para cobrir os olhos, que o ajudará a desacelerar, voltar-se para dentro e aquietar-se. Sinta-se livre para usar mantas como suporte conforme necessário. Kapha prefere se deitar diretamente no chão ou no tapete de yoga sem apoios, mas deve usá-los caso precise.

6. Sinta seu corpo inteiro derreter no chão. E relaxe.

7. Quando estiver pronto para sair da postura, comece respirando profundamente várias vezes pelo nariz; ao inspirar, expanda sua barriga e, ao expirar, sinta o umbigo baixar em direção à coluna vertebral. Comece a mexer os dedos das mãos e dos pés. Sinta-se à vontade para dobrar os joelhos. Quando se sentir pronto, role para o lado esquerdo e use as mãos e os braços para se sentar, sua cabeça deve ser a última a se levantar.

CAPÍTULO 7

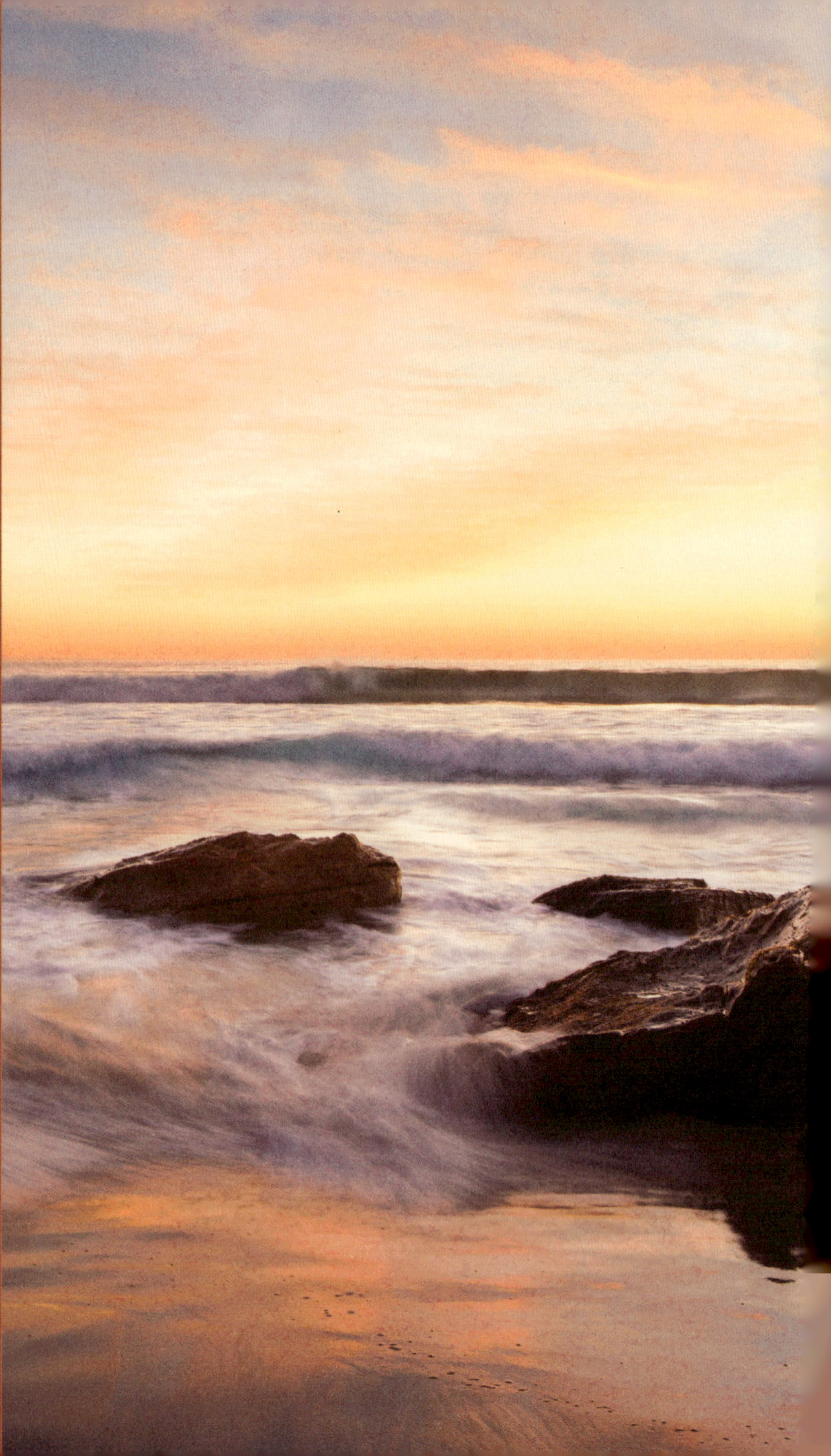

Rituais e práticas espirituais

As palavras *espiritualidade* e *religião* costumam estar sempre na mesma frase, mas não precisa ser assim. É possível ter um lado espiritual profundo e não ser religioso. Ou podemos ser extremamente religiosos sem que nos sintamos especialmente espiritualizados. Da mesma forma, podemos certamente possuir essas duas características. Embora esta seja uma questão pessoal, a prática espiritual, quando a escolhemos, é capaz de nos conectar ao nosso eu interior e aos outros.

Vivemos em uma sociedade essencialmente vāta. Isso significa que somos constantemente bombardeados por distrações – alertas de *smartphones*, televisores e telas de computadores, ruídos do rádio, revistas, *outdoors*, sistemas de navegação etc. Certa vez, em uma conferência ayurvédica, em um momento em que me sentia particularmente "zen", apesar de ter flutuado até o elevador, fui confrontada por uma tela que gritava notícias que eu não queria ver enquanto descia os dez andares até o saguão. Isso não é uma anomalia. É difícil encontrar momentos de silêncio e quietude em nossas vidas cotidianas. Desse modo, temos que criá-los, encontrar tempo para eles, ser imaginativos e insistir em dar um tempo da rotina diária. Uma ótima maneira de começar é aprender a ser brincalhão, tirar os sapatos e olhar para o nada.

No ayurveda, existem muitos rituais que podem nos ajudar a sentir um propósito e uma conexão mais profunda com o caminho. Pratique todos ou nenhum – a escollha é sua. Neste capítulo, veremos algumas maneiras de nos conectarmos a essa prática antiga em um nível espiritual mais profundo.

Cozinhar com atenção plena 148

Canto de mantras 149

Canto para os chakras 150

Chakra raiz (*Mūlādhāra*) 150

Chakra esplênico (*Svādhiṣṭhāna*) 151

Chakra do plexo solar (*Maṇipūra*) 151

Chakra cardíaco (*Anāhata*) 152

Chakra laríngeo (*Viśuddha*) 152

Chakra do terceiro olho (*Ājñā*) 153

Chakra coronário (*Sahasrāra*) 153

Trabalho de respiração (*Prāṇāyāma*) 154

Respiração das narinas alternadas (*Nāḍī Śodhana*) 155

Respiração de resfriamento (*Śītalī*) 157

Respiração do fole acelerado (*Bhastrika*) 158

Meditação 159

Aterramento 164

Sun Gazing (Cura solar) 166

Lavagem dos pés e Massagem com óleos (*Kansa Vatki*) 167

Massagem na cabeça com óleos 169

Sexo 170

COZINHAR COM ATENÇÃO PLENA

Ao preparar e cozinhar alimentos, tente estar totalmente presente e envolva todos os seus sentidos. Sempre que estamos totalmente presentes, os sons, cheiros e a visão da comida que estamos preparando nos oferecem pistas sobre quando adicionar o próximo ingrediente, quando tirar a comida do fogo e como combiná-la com outros alimentos. Sempre que cozinhamos com atenção plena, logo começamos a cozinhar mais por meio dos sentidos do que por receitas. Os alimentos "falam" conosco, nossos sentidos nos mostram o que precisa ser feito. E, dessa forma, o alimento passa a nutrir todos os nossos sentidos.

Quando fiz o curso de culinária ayurvédica com Amadea Morningstar, ela nos ensinou a cantar enquanto preparávamos a comida, a impregnar a refeição com uma profunda sabedoria curativa e a nós mesmos com sentimentos de bem-estar. Quando nos vinculamos fisicamente ao preparo de nosso alimento, isso desperta nossos processos digestivos e nos tornamos capazes de assimilar mais plenamente a refeição assim que começamos a desfrutá-la. Os "fogos" digestivos já começam a ser estimulados pelo preparo da refeição e pela atenção à alquimia desse processo.

Dicas para cozinhar com atenção plena

- Enquanto cozinha, cante, "*oṃ tāre tuttāre ture mama āyur jñāna puṇye puṣṭiṃ kuru svāhā*", que é um canto para a Deusa budista da compaixão, Tara Branca. O canto é um meio de se libertar de doenças, do medo e de pensamentos perturbadores, criando uma trilha para a saúde e o bem-estar.
- Vista-se de branco, se quiser, para formalizar sua prática e honrar a importância do preparo da comida. A cor branca representa a pureza.
- Remova todas as distrações de sua cozinha. Desligue a televisão e o rádio, coloque seu *smartphone* no modo silencioso e deixe o vinho para depois. Quando estiver cozinhando, mantenha uma atenção plena para realmente se conectar ao alimento e ao processo de preparo.
- Convide amigos para cozinhar. Em vez do bate-papo ocioso na cozinha, cantem para que todos se conectem ao alimento em preparo e se alinhem uns aos outros antes de se sentarem à mesa para comer.
- Pode ser uma boa ideia usar utensílios e panelas da estação (prata para o verão, latão ou cobre para o inverno). A prata tem efeito de "resfriamento"; o latão e o cobre, de "aquecimento".

CANTO DE MANTRAS

Os mantras possuem um efeito calmante em seu corpo e mente; há hoje estudos em andamento para mostrar como certos sons e sílabas, quando entoados, podem criar mudanças físicas que promovem o bem-estar e melhoram o ânimo.

Mantra significa literalmente "ferramenta da mente" ou "veículo do foco e da concentração". Não confunda mantra com afirmação: enquanto as afirmações são usadas para definir uma intenção, os mantras são usados para termos foco e concentração. Não é necessário conhecer o significado do mantra cantado, pois o alinhamento entre nós e a nossa prática é gerado pela essência vibracional dos sons. Confira, a seguir, algumas diretrizes para cada ***doṣa***:

VĀTA • Sons mornos, relaxantes, suaves e calmantes. Os mantras devem ser entoados silenciosamente, pois cantar em voz alta pode aumentar a energia vāta e pode ser esgotante. Tente entoar em voz alta por apenas 1 ou 2 minutos e, em seguida, passe a repetir o mantra em sua cabeça de maneira silenciosa. As melhores opções são ***Ram, Hum.***

PITTA • Sons frios, calmantes, reconfortantes e doces. Os mantras podem ser entoados em voz alta ou mentalmente. Quando entoados em voz alta, mantenha uma voz calma, fria e firme. As melhores opções são ***Aum, Aim, Shrim, Sham.***

KAPHA • Sons estimulantes, ativos e que promovam o aquecimento. Entoe em voz alta, de uma maneira potente e alegre. As melhores opções são ***Hum, Aum, Aim.***

Esses sons podem ser entoados como preparo para a prática da meditação, em momentos de ansiedade ou nervosismo, durante as atividades cotidianas, ou praticamente a qualquer hora, na verdade. Os mantras ajudam a mente a relaxar e a se desintoxicar da mesma forma que a meditação. Os mantras nos mantêm no momento presente, que é o lugar mais relaxante para se estar.

CANTO PARA OS CHAKRAS

Os chakras (lê-se "tchácra") são entendidos como sete estações (ou vórtices) da energia que se move ao longo de nossa coluna vertebral, desde nosso chakra raiz, na base da coluna, até o chakra coronário, na parte superior da cabeça. Esses vórtices estão relacionados a diferentes centros físicos e emocionais de nosso corpo, e possuem cores vibrantes, sons harmoniosos e conexões profundas com a alma.

Entoar os sons dos chakras, chamado de tonalização, enquanto visualiza seus locais e cores, pode gerar um poderoso efeito de cura. Tente perceber se há alguma região de seu corpo que lhe causa problemas constantes, como dores de cabeça, dores nas costas, cólicas menstruais ou rouquidão da garganta. Dizemos que essa área está pedindo sua atenção, e o canto pode ser a cura necessária. No entanto, para estimular o equilíbrio de todos os chakras, é preciso cantar a cada um deles.

Chakra raiz (*Mūlādhāra*)

O chakra raiz nos aterra. É nossa base, nosso instinto de sobrevivência, um local de certeza e segurança. Uma árvore, para que possa crescer e se estender em direção ao universo, deve ter um sistema radicular saudável e resistente. Nós também. Quando o chakra raiz está equilibrado, nos sentimos sãos e salvos, confiantes, estáveis e fortes. Quando está desequilibrado, podemos nos sentir instáveis, não aterrados, sem alicerces, nervosos, temerosos e assustados como se estivéssemos sem chão, como se nossas necessidades básicas não estivessem sendo atendidas.

Fisicamente, o chakra raiz cobre a área do ponto mais baixo de sua virilha (o períneo) e segue em direção aos quadris, coxas e pernas, até as solas de seus pés.

PARA EQUILIBRAR ESSE CHAKRA • Visualize uma espiral vermelha na base da coluna, tanto na parte da frente quanto na parte de trás. Veja a espiral girando no sentido horário ao longo da raiz para purificar, mantenha-se forte e ofereça certeza e segurança. Enquanto faz isso, cante o som do chakra raiz: *Laṁ. Laṁ. Laṁ.*

Chakra esplênico (*Svādhiṣṭhāna*)

À medida que subimos pelo corpo, chegamos ao segundo chakra, a área de seus genitais logo abaixo do umbigo. Esta é uma área de paixão, sexualidade, emoções e criatividade. Por meio desse chakra, experimentamos a sensualidade do mundo. Quando está equilibrado, nos sentimos conectados aos outros em muitos níveis, somos capazes de dar e receber (prazer e emoções), somos expressivos e fluidos, e estamos seguros em nossa sexualidade, sensualidade, criatividade e movimento.

QUANDO DESEQUILIBRADO· Pode nos inibir, causar medo de nos comprometer e de expressar nossas necessidades, pode criar insegurança e falta de libido e nos fazer sentir presos e/ou inseguros.

PARA EQUILIBRAR ESSE CHAKRA · Visualize uma espiral laranja abaixo do umbigo, brilhante, vibrante e autoconfiante. Enquanto faz isso, cante o som do chakra esplênico: *Vam. Vam. Vam.*

Chakra do plexo solar (*Maṇipūra*)

Logo acima do umbigo, o chakra do plexo solar governa o centro de seu torso, sua barriga. Esse é seu ego, sua identidade, seu centro de pessoas, poder e posses: sua personalidade. Essa é a sua expressão de si mesmo, de sua vontade, de seus desejos e de seu intelecto. Quando equilibrado, esse chakra regula nossos sentimentos de poder e expressão. Nos sentimos confiantes, abertos e tranquilos com nossos pensamentos, planos e perspectivas sobre a vida. Caminhamos facilmente, e muitas vezes as pessoas seguirão nossa luz brilhante.

QUANDO DESEQUILIBRADO · O ego pode sair do controle. A culpa transborda. A suspeita sobre a motivação pode levar a relacionamentos destroçados. Há um sentimento de perda, obsessão e manipulação.

PARA EQUILIBRAR ESSE CHAKRA · Visualize uma espiral amarela escaldante como se fosse o sol brilhando em sua barriga: uma luz para todos verem. Enquanto faz isso, cante o som do chakra do plexo solar: *Raṁ. Raṁ. Raṁ.*

Chakra cardíaco (*Anāhata*)

Localizado no centro de seu peito, é seu centro da compaixão, do perdão, do amor incondicional e da consciência. Alguns dos aspectos mais importantes do chakra cardíaco são o amor-próprio, o autoperdão, a autoaceitação e a autocompaixão. Assim que esses aspectos estiverem realmente dominados, seu chakra cardíaco terá a capacidade infinita de oferecer todas essas bênçãos aos outros. O poço nunca seca. Quanto mais nos aceitamos, mais conseguimos oferecer aos outros. Ganhamos, assim, um sentimento profundo de conexão, unidade, paz e amor.

QUANDO DESEQUILIBRADO • O chakra cardíaco se sente fechado para dar e receber. Velhas feridas apodrecem e o coração dói; não conseguimos perdoar e esquecer. Sentimos ciúmes em vez de alegria, dor em vez de prazer.

PARA EQUILIBRAR O CHAKRA CARDÍACO • Visualize uma espiral verde-esmeralda ao redor de seu coração. Imagine seu peito enchendo-se com esse oceano verde de amor e perdão, suavemente girando, ganhando energia e saindo para o mundo. Enquanto faz isso, cante o som do chakra cardíaco: *Yaṁ. Yaṁ. Yaṁ.*

Chakra laríngeo (*Viśuddha*)

Localizado na base da garganta, na glândula tireoide, e acima e ao redor das orelhas até a nuca, esse chakra não se refere apenas à verdadeira autoexpressão – isto é, falar a sua verdade –, mas também ao ouvir e discernir. Ouvir costuma ser mais importante do que falar. As pessoas com o chakra laríngeo equilibrado sabem quando devem ficar quietas e quando devem falar. Quando equilibrado, é possível que a voz esteja melodiosa, fluida e doce. Sabemos como ouvir o que está sendo dito e sabemos decidir por nós mesmos qual é a verdade; sabemos o que melhor nos serve e não seremos persuadidos do contrário pelo falatório alheio.

QUANDO DESEQUILIBRADO • Podemos ser acanhados, tímidos e ter problemas para falar por nós mesmos. Acreditamos em tudo o que ouvimos sem senso de discernimento. Ou podemos falar incessantemente sem perceber que ninguém está ouvindo.

PARA EQUILIBRAR O CHAKRA LARÍNGEO • Visualize uma espiral azul-turquesa na área da garganta, orelhas e parte de trás da cabeça. Enquanto faz isso, cante o som do chakra laríngeo: *Haṁ. Haṁ. Haṁ.*

Chakra do terceiro olho (*Ājñā*)

Localizado na testa entre as sobrancelhas, o chakra do terceiro olho também é frequentemente chamado de chakra frontal. É o centro da intuição, da conexão consigo mesmo, das habilidades psíquicas, da visão e da percepção. Quando equilibrado, esse chakra nos leva não apenas aos reinos internos, mas também aos reinos externos do universo, onde temos uma sensação de conexão com toda a criação: um conhecimento difícil de descrever que, apesar disso, nos leva a um local de energia sutil onde tudo é possível. A meditação, ao visualizar esta área, pode levar a um estado de pura felicidade, luz e potencialidades ilimitadas.

QUANDO DESEQUILIBRADO • Achamos difícil ter uma visão clara de nós mesmos e de nosso lugar no mundo; notamos que nossa percepção está embotada ou nos sentimos fora de contato com a realidade. Temos dificuldade em tomar decisões. Ficamos presos à maneira como as coisas são e não temos noção de como as coisas poderiam ser.

PARA EQUILIBRAR O CHAKRA DO TERCEIRO OLHO • Visualize uma espiral azul anil surgindo atrás do terceiro olho – a parte da testa entre as sobrancelhas. Enquanto faz isso, cante o som do chakra frontal: *Kṣaṁ. Kṣaṁ. Kṣaṁ* [lê-se "ksham"].

Chakra coronário (*Sahasrāra*)

Conhecido como o lótus de mil pétalas, o chakra coronário, que fica bem no centro de nossa cabeça ou logo acima, nos conecta ao universo e às infinitas possibilidades para o nosso ser. Quando estamos conectados a esse chakra, sentimos uma maior sensação de consciência, uma conexão com todos os seres, sencientes ou não. Temos uma profunda noção da infinitude do universo. Somos a própria consciência ilimitada – idílio. Temos o conhecimento de que não há separação entre nós e tudo o mais no universo. Somos infinitos, ilimitados, pura consciência, estamos conectados a todos.

QUANDO DESEQUILIBRADO • Nosso senso idílico de conexão fica perdido. Nos sentimos à deriva, inseguros e sem amarras. Nossas mentes estão fechadas às infinitas possibilidades existentes ao nosso redor. Podemos nos tornar desconectados, distantes e isolados.

PARA EQUILIBRAR O CHAKRA CORONÁRIO • Visualize uma coroa feita de pura luz branca ou violeta ao redor de sua cabeça e sinta-a se derramando em seu corpo e o envolvendo. Ao mesmo tempo, cante o som do chakra coronário (chamado de ***bīja***, ou semente), o som do universo, o primeiro som já feito: *Oṁ. Oṁ. Oṁ.*

TRABALHO DE RESPIRAÇÃO (*PRĀṆĀYĀMA*)

Embora o prāṇāyāma *seja visto apenas como "exercícios de respiração", a definição formal desse termo em sânscrito é o controle consciente da respiração por meio de técnicas e exercícios específicos, ou trabalho de respiração.* Prāṇa *é a força vital que flui através de todos os seres sencientes; os grandes sábios hindus do ayurveda descobriram que muitos tipos diferentes de retenção e fluxo de respiração poderiam mudar nossa fisiologia, bem como ajudar a equilibrar os* doṣas. *Acreditavam também que a regulação da respiração é capaz de reduzir as doenças e aumentar a expectativa de vida.*

Quando começamos a fazer o trabalho de respiração, às vezes percebemos que uma de nossas narinas está entupida. Não devemos nos preocupar com isso. Os seios nasais são compostos por tecido erétil, isto é, se enchem de sangue e depois esvaziam com o tempo. Isso geralmente acontece a cada 90 minutos - note que a qualquer momento o lado esquerdo ou direito estará mais aberto, dependendo do fluxo sanguíneo.

A prática do *prāṇāyāma* não depende de ferramentas, equipamentos, roupas ou sapatos especiais.

Tudo o que você precisa é de um lugar confortável para se sentar e um pouco de tempo livre. Talvez seja bom ter lenços de papel por perto no caso de precisar assoar o nariz. Se possível, é melhor praticar o *prāṇāyāma* de estômago vazio.

Sempre que for realizar exercícios de respiração, sente-se de maneira confortável - no chão, em uma cadeira ou na cama. Sente-se de forma a permitir que seu peito fique aberto e haja espaço para movimentar os braços (de pernas cruzadas, por exemplo). Sua coluna deve estar ereta, porém não rígida. Em alguns trabalhos de respiração, sua língua poderá ser colocada no "ponto de fogo" - a crista alveolar, logo atrás de seus dentes incisivos superiores - ao iniciar a prática. Eleve sua língua e deixe-a descansar nesta posição. Essa posição irá tirar o estresse de sua mandíbula, evitar o bruxismo e também criar equilíbrio, que será um benefício adicional.

Ao final de todo trabalho de respiração e antes de passar para outra atividade, pare alguns minutos para que sua respiração volte ao normal. Perceba como sua mente e seu corpo se sentem. Está se sentindo aterrado? Mais frio? Mais quente? Preste atenção e tome nota. Para que o *prāṇāyāma* se torne parte de sua rotina diária, será necessário apenas alguns minutos de prática por dia e isso lhe trará benefícios enormes.

Respiração das narinas alternadas (*Nāḍī Śodhana*)

Cura para todos os ***doṣas***, particularmente o vāta

Prāṇāyāma para aterramento, alívio da ansiedade e preocupação

Um dos meus professores chama esse tipo de trabalho de respiração de "o rei de todos os prāṇāyāmas*", e eu posso entender por quê. Serve para acalmar a mente e revigorar o corpo, criando um estado aberto de percepção consciente. Ao inspirar por uma narina e expirar por outra, cria-se um ciclo sem fim em torno da linha dos chakras, chamada de* suṣumṇā*, equilibrando assim seus lados masculino e feminino. A cada inspiração profunda, o sangue é oxigenado, e a cada expiração, relaxamos de forma mais profunda, enquanto o corpo se vê livre do estresse e da ansiedade. Dentre todos os seus benefícios de cura, o exercício é capaz de ajudar a aliviar as dores de cabeça. Algumas pessoas acreditam que a prática é capaz de diminuir as ondas de calor da menopausa quando praticada por pelo menos 15 minutos por dia. Comece devagar e sinta as qualidades da respiração a cada inspiração e expiração.*

1. Prepare-se, tocando o dedo indicador e o dedo médio da mão direita na palma dessa mesma mão, mantenha o polegar para cima e o dedo anelar e o mindinho abertos (eles não precisam estar desconfortavelmente estendidos). Essa posição da mão é chamada de ***Viṣṇu mudrā***. Inicialmente, use o polegar da mão direita para fechar a narina direita de forma suave. O dedo anelar também fará sua parte no passo 3 quando for a hora de fechar a narina esquerda (uma posição alternativa das mãos é a seguinte: coloque os dedos indicador e médio entre as sobrancelhas e use os dedos polegar e anelar para fechar suas narinas da forma descrita nos passos a seguir).

2. Feche a narina direita com o polegar. Inspire pela narina esquerda profundamente até o assoalho pélvico. Exale através do seu torso até a garganta e deixe a respiração sair pela narina esquerda, enquanto mantém o polegar firme.

DICA AVANÇADA:
Outra maneira de praticar para aumentar a quietude da mente e do corpo durante a respiração das narinas alternadas é prender a respiração entre a inspiração e a expiração. Essa pausa é chamada *kumbhaka*. Quando sentir vontade de engolir ou chegar a uma contagem de 16 segundos, deixe de segurar a respiração. Evite essa pausa se tiver pressão alta, problemas pulmonares ou enxaqueca.

3. Inspire profundamente de novo e, ao final, ou topo, da inspiração, feche a narina esquerda com o dedo anelar direito. Retire o polegar da narina direita e expire. Na parte mais profunda da expiração, pause por um momento e, em seguida, inspire profundamente mais uma vez através da narina direita.

4. Feche a narina direita novamente com o polegar e expire com a esquerda. Agora inspire com a esquerda, feche e expire com a direita.

5. Continue respirando desta forma - direita e esquerda - por vinte respirações. Cada inspiração e expiração conta como uma respiração. Use a mão esquerda para contar as respirações. Quando passar duas vezes por seus dedos, sua sessão estará completa. Aumente lentamente o número de respirações que faz em uma sessão. (Os praticantes muito avançados conseguem fazer até 108 respirações!)

DICA DE MANTRA:
Faça a prática silenciosa do mantra *so 'ham* durante a respiração das narinas alternadas. Ao inspirar, diga silenciosamente *"so"* para si mesmo. Se fizer uma pausa conforme descrito na dica anterior, diga: *"o"*. E, ao expirar, diga *"ham"*.

Durante a respiração das narinas alternadas, será possível passar pela experiência de não pensar em nada, de ter o corpo silenciado e de gerar um relaxamento profundo do sistema nervoso. Quando seu corpo está nesse estado, ele é naturalmente capaz de dar início ao processo de cura. O corpo só consegue desempenhar as funções de limpeza, reparo e rejuvenescimento quando está relaxado. Esse trabalho de respiração pode ajudá-lo a chegar a esse estado de maneira habitual.

Respiração de resfriamento (*Śītalī*)

Reduz pitta

Prāṇāyāma para resfriar e acalmar a mente e o corpo; reduz a pressão arterial

---

Embora seja um ótimo trabalho de respiração para pitta, também serve para sempre que nos sentirmos superaquecidos, mental ou fisicamente. É igualmente ótimo para mulheres que sofrem com ondas de calor. Esse exercício funciona bem até mesmo quando estamos dirigindo, momento em que é possível acontecer um superaquecimento emocional! Entretanto, caso faça o exercício no carro, mantenha os olhos à frente e as mãos no volante.

1. Sente-se confortavelmente e mantenha a coluna ereta, mas não rígida. Coloque as mãos confortavelmente no colo com as palmas viradas para cima. Respire profundamente pelo nariz uma ou duas vezes.

2. Caso consiga, enrole os lados da língua e deixe-a ligeiramente para fora (se não for capaz de enrolar a língua, veja a dica que acompanha esse exercício). Agora inspire pela boca, puxando o ar pelo canudinho formado pela língua, enchendo seu peito e barriga. Isso deve dar uma sensação de resfriamento, de calma e irá encher seu torso de ar.

3. Ponha a língua de volta na boca, e coloque a ponta no "ponto de fogo" – a crista alveolar, logo atrás de seus dentes incisivos superiores. Expire completamente pelo nariz. À medida que expira, sinta o estresse, a frustração e o calor deixando o corpo.

4. Ponha a língua para fora novamente e repita dez vezes o processo.

DICA:
Caso não seja capaz de enrolar a língua, deixe os lábios em forma de bico e sugue o ar dessa maneira, ou alargue os lábios em um sorriso exagerado e puxe o ar pelos lados da boca através das bochechas (isso é chamado *śītkarī*, ou respiração assoante). Expire conforme descrito no exercício.

Respiração do fole acelerado (*Bhastrika*)

Reduz kapha

Prāṇāyāma para estimular o metabolismo e acordar o corpo

A respiração do fole acelerado é uma respiração de aquecimento que abre os pulmões, promove a digestão, elimina toxinas, aumenta a ingestão de oxigênio, aumenta o metabolismo e cria uma sensação de sentir-se "estimulado". Comece lentamente. Certifique-se de que é capaz de realizar uma respiração diafragmática completa antes de tentar essa prática. Caso se sinta inseguro, não faça o exercício.

Esse é um *prāṇāyāma* muito ativo, projetado para fazer o sangue fluir e a mente funcionar. A respiração do fole acelerado requer força de seu diafragma para expirar - empurrando o ar para cima e para fora - e uma rápida inspiração passiva. Algumas pessoas até suam fazendo essa respiração com efeito de aquecimento.

Não pratique a respiração do fole acelerado se estiver grávida ou menstruada, ou se tiver problemas cardíacos ou doenças respiratórias. Além disso, evite o exercício se tiver pressão alta, úlceras, problemas gastrointestinais graves ou hérnia.

1. Caso esteja sentado em uma cadeira, mova seu corpo para a frente, sentando-se na borda, e mantenha a coluna ereta, porém sem rigidez, como em todos os *prāṇāyāmas*. Coloque as mãos na barriga ou nas coxas.

2. Faça duas ou três respirações diafragmáticas profundas para começar; expanda sua barriga como um balão ao inspirar e empurre seu umbigo de volta em direção à coluna vertebral ao expirar.

3. Faça mais uma respiração e expire forçando o ar para fora: use seu diafragma. As inspirações serão passivas e acontecerão naturalmente conforme seu corpo puxa o ar de volta.

4. Faça dez respirações dessa forma, começando lentamente e, à medida que se acostuma, aumente a velocidade. Na décima respiração, ao inspirar, segure o ar antes de deixá-lo escapar lentamente e descansar.

DICA:
Durante esse trabalho de respiração, talvez surja a sensação de que seu abdômen e seu peito estão se movendo de forma exagerada. Isso é normal.

MEDITAÇÃO

Existem muitos tipos diferentes de meditação, mas não há necessidade de sair em busca deles. Nesta seção, daremos instruções sobre como meditar. Mantenha esse procedimento em seu plano de 21 dias antes de tentar uma prática que considere melhor. Tendemos a continuar procurando, sempre buscando algo melhor, ou duvidando de nossas escolhas. Se, após 21 dias, ainda sentir vontade de procurar um professor, um app, ou um grupo que ensine algo diferente, sinta-se à vontade. Continue, entretanto, praticando a forma que será apresentada. Será possível encontrar sabedoria não só aqui – mas dentro de si.

Um dos maiores equívocos sobre a meditação é que ela é realmente difícil, que é muito complicado ficar parado, que é necessário esvaziar completamente a mente de quaisquer pensamentos. O negócio é o seguinte: meditar não é muito difícil quando recebemos instruções e usamos um bom método. Sabendo se sentar corretamente com suporte, essa postura poderá ser mantida por pelo menos 5 a 20 minutos. Além disso, sua mente nunca estará livre de pensamentos. Então, aí está! Entretanto, seus pensamentos irão se acalmar, assumirão uma posição menos importante e, lentamente, começarão a desaparecer.

Três coisas importantes acontecem quando meditamos: (1) pensamos, (2) ficamos com sono e (3) nos sentimos imóveis e calmos. Passamos a habitar um local de quietude por um momento e, então, pensamos em algo. Em seguida, repetimos tudo novamente.

Meditar é aprender a trabalhar com seus pensamentos. Eu costumo dizer aos meus alunos de meditação que eles estão meditando assim que percebem que estão pensando! Para variar, você está no controle de sua mente, em vez de sua mente estar no controle. Notamos nossos pensamentos surgirem e escolhemos deixá-los ir. Como nuvens no céu, não somos capazes de pegar os pensamentos, agarrá-los, puxá-los para baixo e examiná-los. Simplesmente os vemos passar – pacificamente, calmamente, abandonando-os repetidamente.

Sentir-se sonolento durante a meditação costuma indicar sono insuficiente – é simples assim. Então tente descansar e ter uma boa noite de sono para que consiga meditar bem. Se ficar realmente com sono enquanto medita, basta manter os olhos bem abertos e respirar profundamente. Lembre-se de que está meditando e, de novo, feche os olhos lentamente.

Use um mantra para ajudá-lo a se concentrar. Eu uso o mantra ***so 'ham*** com meus alunos. A frase pode ser traduzida como "eu sou" em sânscrito, entretanto seu cérebro é acalentado pela qualidade vibracional do som ***so 'ham*** para que chegue a um lugar pacífico de amor incondicional, aceitação e perdão.

Um dos meus professores de meditação, Davidji, nos ensinou a usar a sigla *AUM* (*RPM*, na sigla em inglês) para guardarmos alguns conselhos muito importantes: Acorde (*rise*). Urine (*pee*). Medite (*meditate*). Esse é realmente um grande conselho! Antes de se distrair com o dia que se inicia, levante-se, cuide das necessidades do seu corpo e, em seguida, encontre um lugar confortável e comece sua prática de meditação.

Como praticar a meditação:

1. Para não se distrair com o relógio durante a prática, marque o tempo desejado de meditação com um temporizador. Reserve alguns minutos extras para as etapas 2 a 5 enquanto se prepara para meditar.

2. Encontre uma posição confortável para que não se distraia com seu corpo. Algumas pessoas se sentem mais confortáveis na cama com um monte de travesseiros para apoiar as costas, ou no chão em uma almofada de meditação, ou em uma cadeira confortável. Tente descobrir o que funciona melhor. Deitar-se não é aconselhável, especialmente para iniciantes, porque é uma posição muito similar à que ficamos para dormir.

3. Sua coluna deve estar ereta, porém não rígida. Relaxe seus ombros e braços. Coloque as palmas das mãos para cima ou para baixo, no colo ou nas coxas. Sua pélvis deve estar em uma posição neutra – não muito para trás

DICA:
Durante a meditação, é possível que surjam emoções complexas, pensamentos e memórias perturbadores, dores em seu corpo e muito mais. Se isso acontecer, tente se desapegar de cada uma dessas ocorrências sempre que surgirem, da mesma forma como faria com pensamentos errantes.
À medida que for se tornando mais hábil, o que levará tempo, ou quando começar a meditar com um professor, você aprenderá a trabalhar com esses sentimentos, pensamentos e emoções de maneira a enriquecer seu bem-estar e ajudá-lo a se tornar mais feliz e em paz. Caso surja algo perturbador durante a meditação que traga incômodos posteriores, sinta-se livre para conversar com um amigo ou professor sobre o assunto.

nem muito para a frente. Mantenha o pescoço reto com o queixo ligeiramente para dentro. Relaxe seu rosto e mandíbula. Para ajudar a relaxar sua mandíbula, coloque a língua no "ponto de fogo" - a crista alveolar, logo atrás de seus dentes incisivos superiores.

4. Assim que estiver nessa posição, procure pontos de tensão em seu corpo. Ao encontrá-los, alongue suavemente esse ponto e relaxe. Utilize também a respiração focando no ponto de dor enquanto inspira e relaxando ao expirar.

5. Pratique cinco rodadas de respiração das narinas alternadas (veja a página 155) ou faça algumas respirações diafragmáticas profundas. Deixe sua barriga relaxada, expanda-a ao inspirar, e ao expirar contraia o umbigo, levando-o em direção à sua coluna. Acomode-se ao seu corpo.

6. Perceba os sons ou cheiros. Sinta a temperatura. Acostume-se com seu entorno. Incorpore-o à sua meditação para não se distrair com ele. Basta notar e deixá-lo passar.

7. Silenciosamente comece a repetir o mantra *so 'ham*: "so" ao inspirar e "ham" ao expirar. Não há problema em se confundir aqui; é a intenção que importa.

8. Se sua mente começar a vagar, perceba o que está pensando, e então lenta e gentilmente volte ao seu mantra. *So 'ham.*

9. Continue por 5 a 20 minutos, ou mais, se possível.

10. Quando o temporizador tocar, pare de repetir seu mantra e mantenha os olhos fechados por alguns minutos.

11. Respire profundamente pelo nariz, encha a barriga de ar e, em seguida, libere-o lentamente. Observe as mudanças em seu corpo e mente à medida que muda de um estado de consciência meditativo para um estado de consciência mais desperto.

12. Quando estiver pronto, abra lentamente os olhos. No seu tempo, comece a cuidar de seu dia. Tente não passar para sua próxima tarefa de maneira apressada. Mantenha consigo os tesouros da prática de meditação à medida que realiza suas atividades diárias. Você sempre pode retornar a essa quietude e silêncio apenas ficando quieto, respirando e repetindo o mantra.

Minha jornada de meditação

Em minha vida, tive oportunidades extraordinárias de meditar com alguns dos maiores professores vivos. Comecei a praticar meditação quando tinha 28 anos de idade e morava em Israel. Eu me sentava na sala de estar de um casal israelense que tinha acabado de voltar da Índia. Nosso pequeno grupo fazia *āsanas* de yoga e depois meditávamos. A instrução era em hebraico, mas a meditação era hinduísta. Descobri que ficar em silêncio por longos períodos de tempo era algo natural para mim. Talvez fosse todo o kapha em mim! Conforme eu seguia praticando, fui ficando animada com os benefícios que vinha experimentando.

Continuei a praticar mais tarde nos Estados Unidos; dessa vez com um grupo de meditação judaica (meditação Shambhala) e, por fim, comecei a praticar a meditação budista. Por muitos anos, participei de retiros de meditação silenciosa na *Gaia House*, Inglaterra, na *Insight Meditation Society* e no *Barre Center for Buddhist Studies* em Barre, Massachusetts (EUA). Meditei em retiros com Christopher Titmuss, Charles Genoud, Gregory Kramer, Lama Surya Das, Sharon Salzberg, Joseph Goldstein, Jack Kornfield, Christina Feldman, Deepak Chopra, David Simon e muitos outros professores incríveis.

Quando comecei meus estudos ayurvédicos, aprendi sobre meditação védica, meditação transcendental (MT) e outras práticas hinduístas. Reuni todas essas práticas e todos os mantras que aprendi e os organizei para criar minha forma única de meditação.

Assim como no yoga, acredito que quanto mais praticamos, mais somos capazes de confiar em nossa própria mente e de descobrir por nós mesmos o que mais nos agrada. Minha dica para você é: aprofunde-se em sua prática, encontre um professor, frequente retiros e transforme sua meditação em algo próprio – pratique, pratique, pratique. O resultado? Pura felicidade.

ATERRAMENTO

Quando criança, eu ficava muito aflita para tirar meus sapatos e correr na grama depois da escola. Isso ocorreu naquela época em que ninguém era obrigado a recolher as fezes de seus cães - por isso, às vezes, essa era uma brincadeira arriscada, mas que valia a pena. Atualmente, ficar descalço na terra tem um nome: aterramento. As pessoas estão descobrindo que o aterramento oferece muitos benefícios, a saber, um sono melhor, maior concentração e foco, e sentimentos de felicidade. Há até produtos de aterramento que podem ser comprados, como um tapete de grama para pôr debaixo de sua mesa de trabalho. No entanto, acredito que o benefício máximo é obtido quando damos um tempo e caminhamos ao ar livre sempre que possível. Com sorte, deve haver um parque por perto ou um quintal para poder tirar os sapatos e passear. Caso não tenha, procure um bom lugar.

No ayurveda, estar em equilíbrio com os elementos é um dos segredos para a boa saúde. Na verdade, o ayurveda tem uma longa história de conexão com o elemento terra. A sensação da terra sob a sola de seus pés é rejuvenescedora, calmante e alentadora. Só de pensar nisso os dedos dos meus pés já começam a se mexer de alegria! Caso se lembre como é ser uma criança brincando do lado de fora nos dias quentes, não precisaremos lhe dar muitas instruções aqui. Ainda assim, eis aqui algumas instruções tendo seu ***doṣa*** específico em mente.

Como praticar o aterramento:

1. Encontre um local com grama, uma praia ou uma trilha de terra e retire seus sapatos.

2. Respire fundo e ancore-se; sinta a terra sob as solas de seus pés, e sob cada um de seus dedos.

3. Observe o que sente ao mudar o equilíbrio de uma parte de seu pé para a outra.

4. Mantenha-se imóvel por algumas respirações, usando todos os seus sentidos para perceber como se sente.

5. Agora, caminhe. Para vāta e pitta: caminhe devagar e meditativamente (ou seja, permitindo que os pensamentos entrem e saiam sem tentar agarrá-los). Para kapha: caminhe com mais propósito em uma marcha mais rápida.

6. É importante perceber como se sente. Esvazie sua cabeça e, com a terra sob seus pés e o céu acima de sua cabeça, esteja presente.

Na Índia, algumas pessoas tornaram certas árvores parte de seus rituais diários, andando ao redor delas pela manhã, descalças, é claro. Essas árvores, ao que parece, emanam químicas de cura que as pessoas absorvem enquanto caminham ao seu redor. Talvez haja uma árvore mágica em seu próprio quintal. Por exemplo, a camedórea bambu purifica o ar e remove agentes químicos venenosos da atmosfera, incluindo benzenos e formaldeídos. Outras plantas também desintoxicam o ar. Algumas delas incluem o lírio da paz, o crisântemo e a *aloe vera*. Assim, além do aterramento, plantas e árvores podem ser levadas para dentro e para o entorno de sua casa por seus benefícios elementares, bem como por sua beleza.

SUN GAZING (CURA SOLAR)

*A cura solar, isto é, olhar para o sol (*Sun Gazing*) é exatamente o que parece– olhar para o sol. No entanto, existem algumas precauções a serem tomadas: não olhe para o sol por mais de 10 segundos de cada vez, desfoque seu olhar (use foco suave, não intenso), e pratique ao nascer e ao pôr do sol, não quando o sol está em seu ponto mais brilhante.*

Os antigos *ṛṣis* (*rishis*, na pronúncia em inglês) descobriram que olhar para o sol ao nascer e ao pôr do sol infunde o corpo com energia e sentimentos ilimitados de contentamento e felicidade. Isso talvez ocorra porque a luz solar ativa a glândula pineal, às vezes chamada de a "glândula de Deus", e desencadeia a liberação de dois hormônios importantes, a serotonina e a melatonina, entre outros. A luz solar também ajuda nossos corpos a produzir vitamina D, que é necessária para mantermos a pele e os ossos saudáveis. Por outro lado, talvez tenha relação com a qualidade do aterramento (veja a página 164) enquanto pratica a cura solar, o qual, quando combinado com a prática do *Sun Gazing*, pode levar ao aumento da percepção e do foco.

Como praticar o *Sun Gazing*:

1. Verifique a hora do nascer ou do pôr do sol em sua região.

2. Vá para um lugar ao ar livre no momento em que o sol estiver nascendo ou se pondo. Tudo bem se não conseguir ver o horizonte. Apenas o fato de estar voltado para o leste (ao amanhecer) ou oeste (durante o pôr do sol) já irá imbuí-lo com a energia do sol.

3. Tire seus sapatos e ancore os pés na terra. Então, sente-se ou permaneça em pé.

4. Com um olhar desfocado, olhe para o sol por não mais do que 10 segundos. Desvie o olhar e, então, repita duas ou três vezes.

5. Caso queira incorporar um mantra, tente o *Om Namaḥ Śivāya*, o qual eu gosto para esta prática. Repita silenciosamente o mantra para si mesmo enquanto olha para o sol.

6. Pare por um momento e tente perceber como está se sentindo.

7. Agradeça ao sol por estar presente.

LAVAGEM DOS PÉS E MASSAGEM COM ÓLEOS (*KANSA VATKI*)

Depois de todo esse aterramento (veja a página 164), é bom lavar os pés antes de ir para a cama caso não tenha tempo para um banho ou uma ducha. Independentemente disso, é uma prática adorável enxaguar os pés depois de um longo dia – é refrescante, calmante e curativo, já que muitas impurezas podem entrar no corpo através da sola dos pés.

Para esta prática diária, uso água morna, uma toalha de banho e um sabonete com pedra pomes. Pessoalmente, uso um sabonete com pedra pomes da Índia, chamado *Gandhaali's Foot Scrub Soap*, porém qualquer sabonete natural com pedra pomes serve. Como alternativa, é possível moer ¼ de xícara de feijão azuki em seu moedor de especiarias: utilize-o como substituto para a pedra pomes; basta adicionar um pouco de água e 2 a 3 gotas de óleo de melaleuca para fazer uma pasta.

O ritual tradicional do ***Kansa Vatki*** pode realmente levar mais de 1 hora, e envolve uma tigela feita de cobre, estanho e prata, e uma varinha de ***kansa*** (uma ferramenta em forma de cúpula feita de metal especial) para realizar a massagem profunda dos pontos de acupuntura ayurvédica (pontos marma). Essa é uma prática deliciosa, caso tenha tempo, mas para a maioria de nós, uma simples oleação dos pés antes de dormir, conforme descrito aqui, terá grandes benefícios também.

Eu costumo passar óleo em meus pés quando vou para a cama, entretanto, é possível realizar a prática logo após lavá-los. O melhor óleo para esta ação é o ***bhṛṅgarāja*** (***bhringaraj***). A erva ***bhṛṅgarāja*** costuma ser misturada com óleo de gergelim, e é conhecida por suas ações calmantes e de resfriamento. É também uma grande erva para o couro cabeludo e para o cabelo; diz-se que evita o grisalho prematuro, bem como estimula o crescimento capilar (veja a seção **Recursos**, na página 210).

Instruções para a lavagem dos pés:

1. Com um par de meias por perto, sente-se ao lado da banheira ou encha uma tigela com água morna.

2. Lave um pé de cada vez - entre os dedos, as solas, os tornozelos e a parte superior dos pés. Seque os pés completamente antes de ir para o próximo passo.

3. Despeje uma pequena quantidade de óleo (no tamanho de uma moeda de 10 centavos) na palma de sua mão. Esfregue as mãos para aquecer o óleo.

4. Massageie um pé de cada vez. Cubra o pé com óleo - dos dedos e sola, até a parte superior do pé e do tornozelo. Assim como faço, aproveite essa oportunidade para exercitar seus "dedos de yoga": insira quatro dedos das mãos nos espaços entre os dedos dos pés. Espalhe os dedos das mãos entre os dedos dos pés por alguns momentos.

5. Massageie cada dedo do pé desde a base até a ponta e, quando chegar ao topo de cada um, faça uma pequena torção. Corra os dedos firmemente da parte superior do pé até o espaço entre cada dedo do pé, e da base dos dedos até a parte superior do pé.

6. Massageie ao redor do tornozelo e, usando a palma da mão, passe a mão rapidamente na sola do pé várias vezes, criando calor. Em seguida, usando as duas palmas, massageie as laterais do pé da mesma forma.

7. Usando seus polegares, faça uma massagem de ponto de pressão ao longo da sola do pé.

8. Coloque a meia e repita com o outro pé. Em seguida, passe para a massagem na cabeça com óleos (veja a seguir) para completar essa rotina noturna.

MASSAGEM NA CABEÇA COM ÓLEOS

A massagem na cabeça com óleos é uma técnica incrível que acalma a mente, esfria o corpo e cria uma profunda sensação de bem-estar. Em combinação com uma massagem nos pés, seu sistema nervoso relaxa profundamente, permitindo uma boa noite de sono. Use o mesmo óleo da massagem nos pés, óleo bhṛṅgarāja *(*bhringaraj*) (veja a seção* ***Recursos****, na página 210). Seu cabelo deve estar seco para realizar esta massagem.*

Instruções para a massagem na cabeça com óleos:

1. Despeje uma pequena quantidade de óleo (pense no volume de uma moeda de 25 centavos) na palma da sua mão e, em seguida, esfregue-o no topo da cabeça e massageie o couro cabeludo usando as pontas dos dedos por 2 a 3 minutos.

2. Massageie ao redor das orelhas e a base do pescoço. Ponha um pouco de óleo em seu mindinho e massageie o interior de sua orelha também.

3. Vá para a cama como de costume; não há necessidade de usar uma toalha, uma vez que foi usada apenas uma pequena quantidade de óleo.

PARA UMA EXPERIÊNCIA MAIS PROFUNDA:

1. Aqueça o óleo em uma garrafa bem tampada sob água quente.

2. Despeje cerca de 1 colher (de sopa) do óleo quente no topo da cabeça e massageie o couro cabeludo usando as pontas dos dedos.

3. Espalhe o óleo pelo cabelo.

DICA:
Para a primeira rotina, use óleo suficiente para penetrar no couro cabeludo e enviar esta erva incrível para os tecidos do couro cabeludo. A massagem na cabeça é relaxante por si só e deve ajudá-lo a dormir a noite toda.

4. Massageie ao redor das orelhas e a base do pescoço. Ponha um pouco de óleo em seu mindinho e massageie o interior de sua orelha também.

5. Cubra a cabeça com uma toalha por cerca de 30 minutos ou deixe-a durante a noite. Durma com uma toalha na cabeça ou no travesseiro.

SEXO

O sexo é sagrado. Não há dúvida de que os relacionamentos íntimos são uma parte importante da vida e podem ser expressos de várias maneiras, dentre elas o sexo. Cada doṣa *responde de forma diferente ao sexo, por isso é importante entender esse aspecto e conhecer o* doṣa *de seu parceiro, ou parceira, para ter a melhor vida sexual possível. O texto ayurvédico,* Aṣṭāṅga Hṛdyam, *oferece detalhes sobre as relações sexuais. Embora esse texto tenha como base as estações do ano e os alimentos da Índia, há lições nele que podemos utilizar hoje.*

Os textos ayurvédicos afirmam que o sexo esgota a *ojas*, isto é, nossa essência vital que alimenta nossa energia vital, força e saúde geral. Devemos garantir que estamos mental e fisicamente saudáveis para que tenhamos *ojas* para gastar. Antes de decidir fazer sexo, preste atenção aos seus próprios níveis de *ojas*. Veja se está se sentindo fraco, com baixa energia ou esgotado. Se esse for o caso, talvez não seja o momento para gastar sua energia em sexo.

De acordo com os textos ayurvédicos, a frequência do sexo depende do *doṣa*.

A frequência para kapha

O forte e saudável kapha possui uma compleição robusta e é muito vigoroso. Kapha é capaz de fazer sexo quantas vezes desejar, desde que se sinta bem alimentado. Na verdade, também é um bom exercício para kapha. Kapha é tipicamente bastante sensual e tranquilo com seu corpo curvilíneo e barriga macia. Costuma estar bastante confortável em sua própria pele e adora compartilhar e explorar, bem como gastar o tempo que for preciso. Os outros dois *doṣas* podem se beneficiar, aprendendo essas lições de kapha. Kapha se sente em paz e feliz depois do sexo; em geral dorme com um sorriso nos lábios.

A frequência para vāta

Com menos peso corporal e massa muscular, vāta não tem tanto *ojas* quanto kapha. Além disso, vāta pode tender a se sentir ansioso e nervoso, e o estímulo sexual pode, às vezes, ampliar essas emoções. Uma vez por semana talvez seja tudo com o que vāta é capaz de lidar. Vāta precisa conservar energia, então verifique como está se sentindo.

Talvez aconchegar-se e fazer carícias possa atender suas necessidades. Vāta pode ser disperso e inseguro, por isso é muito importante encontrar sua voz e saber o que precisa, bem como saber pedir isso ao seu parceiro ou à sua parceira. Não há nada pior para vāta do que fazer algo que vá contra seus desejos, pois isso o deixará abalado, assustado, confuso, e pode acabar se culpando. Vāta pode ficar frio e trêmulo depois do sexo. É importante se manter aquecido e se sentir seguro.

A frequência para pitta

Para pitta, o sexo deve ocorrer apenas algumas vezes por mês. A moderação é fundamental, pois pitta tende a exagerar em seus desejos e impulsos. Pitta deve estar muito ciente da razão pela qual quer fazer sexo. Como pitta adora um desafio, é possível que esteja usando o sexo para superar inibições, mostrar força e dominância, ou que desconheça os verdadeiros desejos de seu parceiro. Ouça, desacelere, e esteja presente com seu parceiro ou parceira. Não faça sexo se estiver sentindo raiva, frustração ou impaciência. Pitta pode expressar raiva ou frustração durante o sexo. Fique atento a isso e tente suavizar a experiência lembrando que o sexo é uma expressão de amor, bem como um alívio emocional.

Parceria entre os *doṣas*

Dois kaphas juntos irão naturalmente usar todo o tempo disponível e farão amor de maneira prolongada e lenta. Eles podem querer deixar as coisas um pouco mais picantes e queimar um pouco mais de kapha. Kapha ajudará vāta a se sentir seguro e protegido, e poderá mostrar a pitta um novo nível de sensibilidade e sensualidade. Dois vātas devem ser claros um com o outro sobre o nível de resistência e escopo de suas ações sexuais. Dois pittas devem estar muito cientes de seus sentimentos um pelo outro, mostrando amor e compaixão – não se trata de uma competição!

É preciso dar mais atenção a pitta e vāta. Vāta, quando está em equilíbrio e se sente criativo e espontâneo, é capaz de orientar pitta a uma sessão saudável de sexo. O divertido vāta pode ajudar o intenso pitta a se sentir um pouco mais leve e a aproveitar o sexo sem competição ou jogos de poder. Pitta, quando está se sentindo equilibrado e sendo afetuoso, gentil, lento e atencioso, é capaz de tomar vāta pela mão como líder e cuidador, gentilmente oferecendo orientação e ajudando vāta a superar o medo e a ansiedade. Cuidado, querido vāta: se seu companheiro pitta estiver muito intenso, controlador ou irritado, esse não é o momento para fazer amor, pois isso vai deixá-lo ansioso e com medo. Você pode lhe oferecer uma massagem com óleo de efeito de resfriamento, como o óleo de coco, ou um banho de desintoxicação com sais de Epsom e óleos essenciais calmantes, como lavanda ou baunilha.

Melhor hora do dia para o sexo

O horário kapha é geralmente a melhor hora para o sexo. Ou seja, entre as 18h e as 22h ou entre as 6h e as 10h. O horário ideal é das 21h às 22h. Isso ocorre porque o horário kapha é lento e podemos nos demorar nele. E como em toda atividade física e espiritual, é melhor fazer sexo de estômago vazio, ou pelo menos 2 horas depois de comer. Os textos ayurvédicos nos aconselham a evitar o sexo durante o dia, pois as horas do dia devem ser usadas para outros fins.

Comida antes e depois do sexo

É aconselhável fazer sexo de estômago vazio; espere pelo menos 2 a 3 horas depois de uma refeição. Conforme mencionado anteriormente, o sexo esgota a *ojas* e, então, você e seu parceiro (ou parceira) podem querer compartilhar uma bebida para reconstruir suas energias.

Uma vitamina de reconstrução de *ojas* pode ser feita com 8 amêndoas deixadas de molho e descascadas, 3 a 6 tâmaras sem caroço, 2 xícaras de leite de amêndoas quente, e uma pitada de noz-moscada e canela. Bata a mistura e bebam juntos. Tudo bem beber antes de dormir; na verdade, essa vitamina é uma boa bebida noturna, pois seus ingredientes são calmantes.

CAPÍTULO 8

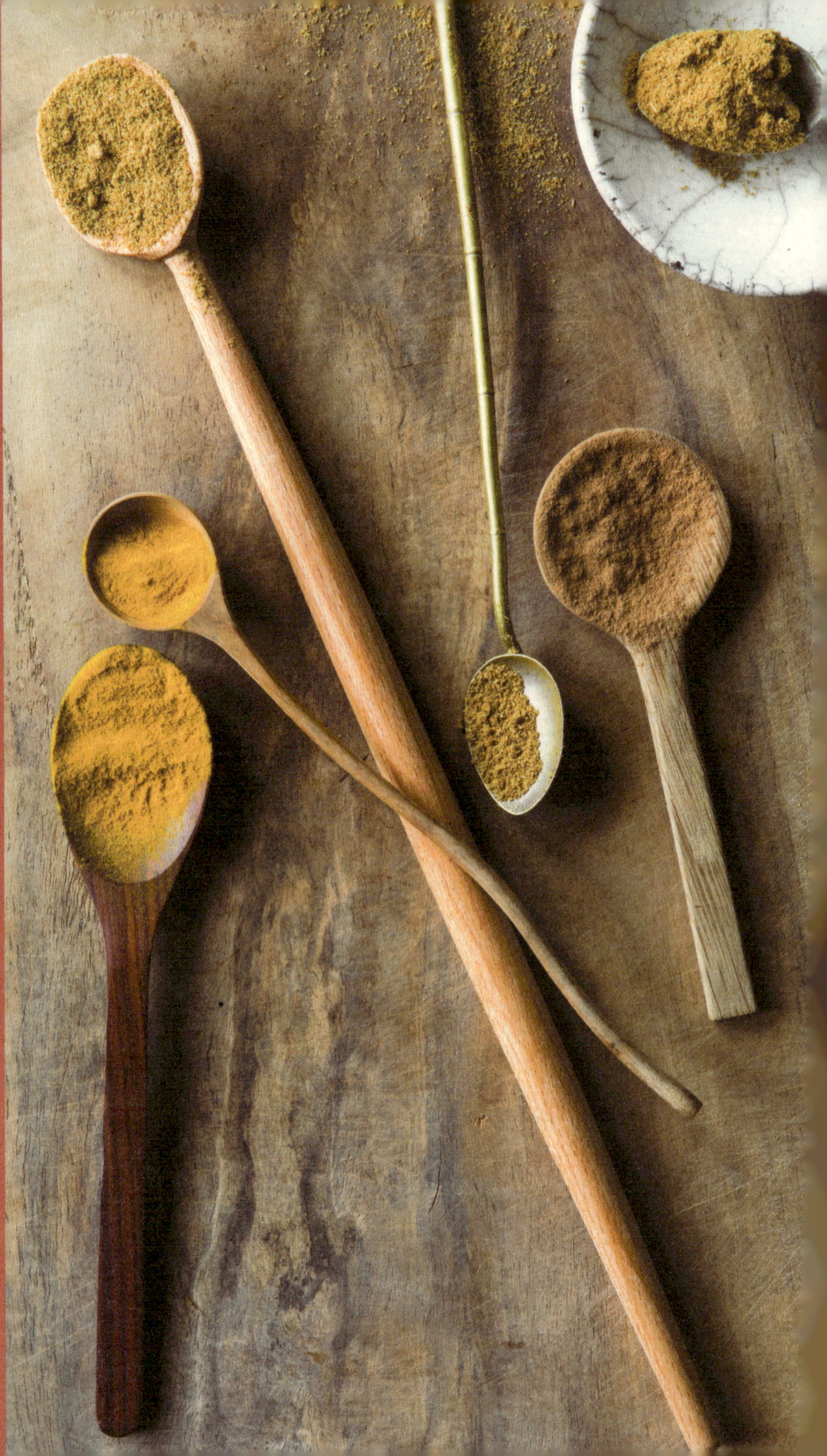

Ajustes sazonais e purificação para todas as estações

O conhecimento das estações e de suas qualidades, bem como a realização dos ajustes apropriados, nos ajudam a manter nosso melhor nível. O momento ideal para se fazer uma limpeza ou purificação ayurvédica para remover as toxinas de seu corpo ocorre na mudança das estações. No ayurveda, temos três estações, representadas pelos três *doṣas*.

A estação de vāta ocorre no final do outono/início do inverno, tipicamente de maio a agosto (de novembro a fevereiro no hemisfério norte). O ar fica mais frio, embora alguns dias ainda estejam quentes. A atmosfera fica mais seca e as folhas caem das árvores, porém ainda temos chuvas fortes. É mutável e imprevisível, assim como vāta. Sua pele fica seca e podem surgir alguns problemas digestivos, incluindo gases e inchaço – efeitos do excesso de vāta.

A estação de kapha é o final do inverno/início da primavera, tipicamente entre setembro e meados de dezembro (de março a meados de junho no hemisfério norte).

A terra fica pesada e saturada de neve e chuva. Percebemos a ocorrência de um novo crescimento. As árvores voltam a produzir folhas; flores e plantas começam a brotar do chão. É possível ter tosses, resfriados e congestionamentos, bem como alergias sazonais – produtos do excesso de kapha.

A estação de pitta é o verão/início do outono, tipicamente entre meados de dezembro e abril (de meados de junho a outubro no hemisfério norte). As chuvas fortes e frias da primavera se transformam em um verão úmido e quente durante a estação de pitta, juntamente com tempestades furiosas. Tendemos a nos movimentar de forma mais lenta no calor, nosso apetite diminui e os dias se tornam mais longos. A estação de pitta pode se mostrar rapidamente em sua pele em forma de erupções cutâneas, queimaduras solares, eczemas e outros problemas relacionados ao calor.

Ajustes sazonais para o final do outono/início do inverno (vāta) 178

Ajustes sazonais para o final do inverno/primavera (kapha) 180

Ajustes sazonais para o verão (pitta) 182

Purificação para todas as estações 184

AJUSTES SAZONAIS PARA O FINAL DO OUTONO/INÍCIO DO INVERNO (VĀTA)

O outono começa quando as folhas começam a cair das árvores, as chuvas diminuem e o ar fica mais frio à noite. À medida que avançamos para o final do outono e início do inverno, o ar se torna mais seco e experimentamos uma mistura de doṣas *- pitta e vāta, que logo se acomodam em vāta durante todo o inverno.*

Essa é a estação de vāta. Assim como os atributos de vāta, o outono é mutável - quente em um dia, frio no outro; em seguida, chuvoso e, por um longo período, seco. Os ventos chegam e secam as folhas conforme caem no chão. É possível perceber a ascensão das qualidades de vāta, mesmo que seu *doṣa* principal não seja o vāta. A pele fica mais seca, o comportamento pode se tornar errático, podem aparecer constipações e seu cabelo e unhas podem parecer quebradiços. Durante a estação, é importante reduzir os sabores amargo, picante e adstringente e preferir os sabores doce, ácido e salgado. Esses sabores/alimentos são, por sua própria natureza, mais densamente nutritivos e acrescentarão umidade e uma sensação de aterramento ao seu corpo.

Isso ajudará a mitigar os efeitos da estação.

À medida que nos aprofundamos na estação, o inverno começa a parecer uma permissão da Mãe Natureza para que cada um olhe para dentro de si, se acalme, se estabeleça e se aninhe um pouco. Seguindo a luz natural do dia, começamos a dormir até um pouco mais tarde e nos deitamos um pouco mais cedo.

Escolha alimentos sazonais como tubérculos e use temperos quentes como o cravo, a canela e a caiena.

Alimentos do final do outono/início do inverno

Coma mais alimentos doces, azedos e salgados. Esses são alimentos pesados e úmidos, como sopas e ensopados. Coma mais proteína nos meses de inverno. Use ghee e temperos quentes como caiena, chili apimentado, *Ferula assafoetida*, noz-moscada e canela.

Sua lista de compras deve incluir abacate, beterraba, alho, gengibre, alho-poró, batata, abóbora, tubérculos, moranga, frutas doces, ghee, óleo de abacate, óleo de girassol, óleo de gergelim, óleo de gergelim torrado, ovos e peixes, nozes e sementes, kefir, leite integral, queijo cottage, mel, xarope de bordo, melaço, Sucanat (marca de cana-de-açúcar integral), tofu, feijão mung, arroz, quinoa, especiarias e chás (gengibre, canela, cravo) com efeito de aquecimento.

SUGESTÃO DE ROTINA DIÁRIA

- Levante-se logo após o nascer do sol, realize sua rotina matinal (veja a página 74), use o óleo de gergelim para o bochecho com óleos (veja a página 112).
- Para a massagem com óleos (veja a página 115), use óleo de gergelim morno ou alguma marca de mistura de óleos para diminuir o vāta. Passe óleo nas solas dos pés para obter um maior aterramento. Limpe os pés antes de entrar no chuveiro. Deixe uma camada leve de óleo na pele para evitar que ele seque e para protegê-lo das toxinas do ambiente.
- Use óleo nasya no nariz e nas orelhas (veja a página 118). (O uso de um pote nasal não é recomendado na estação seca ou em climas secos.)
- Use óleos essenciais de aterramento e aquecimento, como vetiver, rosa e agulha de abeto. (Para usar óleos essenciais, consulte a página 119).
- Pratique a respiração das narinas alternadas (veja a página 155).
- Realize posturas de yoga lentas e aterradoras, como a Saudação ao Sol (veja a página 139) e torções para remover as toxinas do corpo.
- Coma alimentos quentes e cozidos. Evite alimentos crus e frios. Use ghee para cozinhar. Coma mais sopas e ensopados.
- Reduza os alimentos que causam gases. Para ajudar na digestão, use uma pitada de *Ferula assafoetida* em seus pratos. Você também pode mastigar sementes de erva-doce torradas depois das refeições.
- Beba líquidos quentes/mornos ao longo do dia – chá de gengibre feito com algumas fatias de gengibre cru em água quente é ideal.
- O tempo pode ser imprevisível (assim como vāta), então vista-se em camadas.
- Vista cores que diminuam (acalmem) o vāta: amarelo, marrom, bege, azul profundo, índigo, dourado e bordô.
- Realize sua rotina noturna (veja a página 77).
- Beba *Golden milk* (veja a página 86) antes de dormir para ajudá-lo a dormir e reduzir a inflamação.
- Vá para a cama por volta das 21h ou 22h.

AJUSTES SAZONAIS PARA O FINAL DO INVERNO/PRIMAVERA (KAPHA)

Normalmente, durante a primavera, na maioria dos climas, o solo fica pesado por causa das chuvas e a terra se torna abundante; flores, arbustos e árvores começam a brotar ao nosso redor. O peso e a umidade da terra se traduzem em kapha. O excesso de fluido cria kapha. O desabrochar da flora e da fauna pode causar alergias. A pressão das mudanças barométricas pode nos fazer sentir pesados e estagnados.

Esta é a estação de kapha - lenta, pesada, úmida e fria. Devemos mitigar as qualidades kaphicas de nossos alimentos, reduzindo os alimentos naturalmente aquosos - ou seja, aqueles que se enquadram nas categorias doce, ácido e salgado. A atmosfera úmida nos encoraja a comer alimentos mais leves e secos. Como o ar costuma ainda estar fresco, coma alimentos quentes e cozidos. Como o solo está pesado, coma alimentos que aumentem a energia e a motivação.

Alimentos do final do inverno/primavera

Utilize alimentos que diminuam o kapha - mais picantes, amargos e adstringentes, que extraem o excesso de fluidos e toxinas do corpo. Nesta época do ano, pode-se comer arroz integral, ensopados de legumes e alimentos assados. Evite alimentos doces, ácidos e salgados. Elimine alimentos como sorvete, iogurte, queijos duros e pães pesados.

Sua lista de compras deve incluir hortaliças de folhas, brócolis, aipo, couve-flor, repolho, verduras de dente-de-leão, gengibre, vagem, cogumelos, cebola, batatas, ervilhas, agrião, maçãs, frutas vermelhas, frutas secas, peras, romãs, leite de cabra, óleo de linhaça, ghee, óleo de coco, todas as especiarias, feijões azuki, *urad dāl*, grão-de-bico, lentilha, feijão mung, ovos, sementes, amaranto, quinoa, painço, milho, trigo-sarraceno, centeio, mel, xarope de bordo, Sucanat (marca de cana-de-açúcar integral), chá de alfafa, chá de cravo, chá de hibisco e chá de cardamomo.

SUGESTÃO DE ROTINA DIÁRIA

- Levante-se com o nascer do sol, ou um pouco antes, para movimentar o kapha e realize sua rotina matinal (veja a página 74), use o óleo de gergelim para o bochecho com óleos (veja a página 112).
- Se quiser, passe óleo em seu corpo (veja a página 115), mas, em vez disso, considere fazer uma escovação a seco (veja a página 114) caso o óleo o faça se sentir pesado.
- Use óleo nasya no nariz e nas orelhas (veja a página 118). Caso viva em um clima úmido, use seu pote nasal (veja a página 117). Não use óleo nasya até pelo menos 1 hora depois de ter usado seu pote nasal para que não se acumule água em suas vias respiratórias superiores ou seios nasais. Caso viva em um clima seco, não use o pote nasal, pois seu nariz ficará ainda mais seco.
- Pratique a respiração do fole acelerado para retirar o excesso de kapha do seu sistema (veja a página 158).
- Para "raspar" o kapha, beba um copo de água quente com limão-siciliano ou taiti com 1 colher (de sopa) de mel, o qual deve ser adicionado somente depois que a água estiver um pouco mais fria.
- Use óleos essenciais que aumentem o ânimo, como cravo, gengibre, limão e jasmim. (Para usar óleos essenciais, consulte a página 119).
- Aumente a duração de suas posturas de yoga. Pratique posturas que abram o peito, flexões para a frente e para trás, bem como a Saudação ao Sol (veja a página 139).
- Faça exercícios, de moderados a vigorosos, vários dias por semana.
- Use um cachecol em volta do pecoço para protegê-lo dos elementos oscilantes.
- Tenha sempre uma garrafa térmica com água de gengibre quente e beba-a durante todo o dia.
- Vista cores que diminuam o kapha: vermelhos, laranjas, verdes e azuis vivos.
- Realize sua rotina noturna.
- Vá para a cama um pouco mais tarde do que no final do outono/início do inverno, à medida que o dia aumenta sua duração.

AJUSTES SAZONAIS PARA O VERÃO (PITTA)

*Curiosamente, durante o verão nossos "fogos" digestivos (*agni*) estão em níveis baixos. Não costumamos ter tanta fome como no inverno. Quando há mais calor fora de nosso corpo, o* agni *interno é atraído para a pele, e o interior do corpo é resfriado, então sentimos menos fome, mas ainda nos sentimos mais quentes do lado de fora. Portanto, durante o verão, será possível perceber mais problemas de pele, como erupções cutâneas, eczemas, dentre outros.*

Alimentos de verão

Refrescante é a palavra para o verão. Coma mais alimentos doces, amargos e adstringentes. Esta é a época do ano em que podemos comer saladas e frutas mais frescas (mas não juntas). Evite alimentos que adicionem algum calor extra, como alimentos picantes e bebidas quentes. Não há por que deixar de tomar sorvetes de vez em quando durante o verão: eles contêm "vitamina F" – *vitamina felicidade*!

Sua lista de compras deve incluir aspargo, abacate, folhas de beterraba, melão-de-são-caetano, brócolis, milho, pepino, coco, jicama, couve-de-folhas, salsinha, coentro, agrião, abobrinha, maçã, damasco, frutas vermelhas, melão, cereja, frutas secas, cítricos doces, abacaxi, romã, ovos, feijões azuki, grão-de-bico, lentilha, feijões mung, tofu, óleo de amêndoa, óleo de abacate, óleo de coco, ghee, erva-doce, hortelã, hortelã-pimenta, hortelã-verde, cevada, arroz, centeio, chá de dente-de-leão, chá de hortelã, chá de urtiga comum, xarope de bordo, Sucanat (marca de cana-de-açúcar integral), amêndoa, pinhão, sementes, leite integral e kefir.

SUGESTÃO DE ROTINA DIÁRIA

- Levante-se antes do nascer do sol, enquanto o dia ainda está fresco, e realize sua rotina matinal (veja a página 74).
- Use 1 ou 2 gotas de hortelã-pimenta ou óleo essencial de hortelã na escova de dentes antes de escová-los.
- Passe óleo em seu corpo (veja a página 115), use óleo de coco.
- Use óleos essenciais com efeito de resfriamento, como sândalo, aromas florais (jasmim, por exemplo) e aromas doces (cítricos, limão-taiti ou siciliano, por exemplo). Encha um borrifador com água destilada e acrescente 10 a 15 gotas de seu óleo favorito, e carregue-o sempre para resfriar-se conforme lhe pareça

necessário. (Para usar óleos essenciais, consulte a página 119).

- Use óleo nasya no nariz e nas orelhas (veja a página 118). Caso viva em um clima úmido, use seu pote nasal (veja a página 117). Lembre-se, não use óleo nasya até pelo menos 1 hora depois de ter usado seu pote nasal para que não se acumule água em suas vias respiratórias superiores ou seios nasais. Caso viva em um clima seco, não use o pote nasal, pois seu nariz ficará ainda mais seco.
- Pratique a respiração de resfriamento conforme necessário (veja a página 157).
- Mantenha-se hidratado com bebidas frias, mas não geladas. Experimente chá de menta, Chá CCE diário (veja a página 83), chá de erva-doce, água de coco ou água de pepino.
- Prepare um jantar fácil de digerir.
- Vista-se com algodão puro ou linho. O branco oferece uma sensação mais refrescante, porém os raios solares ainda podem penetrar o material. Use um protetor solar natural. É possível fazer o seu próprio protetor (veja a página 200); lembre-se, no entanto, de tomar a quantidade adequada de sol pela manhã e final da tarde sem protetor solar para aumentar sua produção de vitamina D. *Sun Gazing* é uma boa maneira de fazer isso (veja a página 166).
- Reduza os exercícios vigorosos para economizar sua energia e evitar o superaquecimento. Faça posturas suaves de yoga, como aberturas de peito, alongamentos suaves e torções.
- Vista cores que diminuam o pitta: azul e verde claros com efeito de resfriamento, branco, marrom-claro, cinza frio, cores pastel, rosa e rosa suave.
- Realize sua rotina noturna.
- Vá para a cama por volta das 22h ou 23h. Resista à vontade de ser uma pessoa notívaga no verão.

PURIFICAÇÃO PARA TODAS AS ESTAÇÕES

Esta purificação é sazonal por ser realizada nas mudanças de estação, então, idealmente, ela deveria ser realizada três vezes por ano, ou conforme necessário. Enquanto ainda estiver se familiarizando com uma purificação, vá devagar e ouça o seu corpo.

Eis algumas orientações e dicas para se ter em mente:

- Separe de 3 a 5 dias para realizar a purificação. É melhor não estar trabalhando ou envolvido em nada estressante durante esse período.
- Tenha à mão todos os ingredientes de cozinha para que não tenha que procurar por aquele tempero, grão ou feijão esquivo.
- Evite se purificar durante o ciclo menstrual ou se estiver grávida.
- Tenha à mão os seguintes itens pessoais: raspador de língua, escova para esfoliação a seco, óleo para massagem corporal e triphalā em comprimidos ou pó.
- Todos os *doṣas* notarão mudanças no humor, nível de energia, fome e conforto ou desconforto durante uma purificação. Como se trata de uma desintoxicação, é possível se sentir cansado, com câimbras ou dolorido – mas tudo isso passará. A sensação de rejuvenescimento já começará a aparecer na metade do processo.
- Os três *doṣas* devem fazer uma massagem corporal com óleos ou escovação a seco todas as manhãs para produzir movimento no sistema linfático.
- O trabalho de respiração é fundamental. Pratique a respiração das narinas alternadas (veja a página 155) todos os dias por pelo menos 5 minutos – de preferência pela manhã, mas a prática é boa em qualquer horário.
- Evite exercícios em excesso. Faça apenas uma caminhada tranquila durante o horário kapha do dia, entre as 6h e as 10h ou entre as 18h e as 22h. Caso queira, faça caminhadas de 10 minutos após as refeições para ajudar na digestão.
- Evite bebidas geladas. Tome, ao longo do dia, Chá CCE diário (veja a página 83) ou água quente ou morna com algumas fatias de gengibre.
- Evite café, tabaco e produtos similares, drogas recreativas e álcool. As únicas coisas que são consumíveis durante a purificação estão listadas aqui.

Como realizar a purificação

Para esta purificação, siga uma dieta monotrófica de kitchari. Para pitta e kapha, em vez da dieta monotrófica de kitchari, não há problema em fazer um jejum de sucos por alguns dias. Vāta, no entanto, não deve fazer um jejum de líquidos. Leia todas as instruções com atenção. Em relação à quantidade das refeições, todas devem conter dois punhados de alimentos, o que representa 80% do seu estômago (ou dois terços), deixando 20% (ou um terço) livre para que seus "fogos" digestivos processem os alimentos.

DIAS 1 a 3

1. Tome café da manhã entre as 7h e as 9h.

   ESCOLHAS PARA VĀTA • Frutas cítricas e frutas doces da estação (por exemplo, frutas vermelhas, cerejas, pêssegos, nectarinas e damascos). Evite as bananas. Como alternativa, prepare uma bebida de iogurte natural (*lassi*) com 2 xícaras de água, ½ xícara de iogurte (orgânico) natural integral e 1 colher (de sopa) de Sucanat (marca de cana-de-açúcar integral).

   ESCOLHAS PARA PITTA • Frutas doces e vermelhas, uvas doces, pêssegos, nectarinas.

   ESCOLHAS PARA KAPHA • Frutas vermelhas, frutas ácidas ou frutas ligeiramente maduras, oxicoco (*cranberries*), maçãs, uvas, damascos, romãs.

2. Almoce 4 horas após o café da manhã, entre as 11h e as 13h.

   TODOS OS *DOṢAS* • Dois punhados de kitchari recém-preparado (veja o **CAPÍTULO 5** para a receita de kitchari para o seu *doṣa*). No entanto, coma um pouco mais se estiver realmente com fome.

3. Jante 4 horas após o almoço (entre as 16h e as 18h) e 3 horas antes de dormir. Essa deve ser a refeição mais leve do dia:

   TODOS OS *DOṢAS* • Legumes cozidos no vapor ou sopa vegetal (não à base de tomate) – apenas um caldo simples com alguns legumes. Se precisar, acrescente um punhado de kitchari.

4. Antes de dormir, lave os pés e passe óleo neles. Logo após, faça o seguinte:

   PITTA E KAPHA • Tome 3 comprimidos de triphalā.

   VĀTA • Em uma panela pequena, misture ¾ de xícara de leite integral (ou leite de amêndoa, se for vegano) e 1 colher (de chá) de ghee ou óleo de amêndoa (se for vegano). Ferva em fogo médio. Deixe esfriar e beba antes de dormir. Tome 2 comprimidos de triphalā.

DIAS 4 e 5

Comece uma purificação com óleo de rícino e suco de laranja no dia 4. Tente agendar essa etapa para quando puder ficar em casa. Óleo de rícino é um purgativo, então fique perto de um banheiro. Não faça nenhuma atividade extenuante nesse dia. Tente descansar, ler e relaxar.

1. Não coma nada pela manhã, mantenha o estômago vazio.

2. Em um copo pequeno, misture 1 colher (de chá) de óleo de rícino com ½ a ¾ de xícara de suco de laranja. Em vez do suco de laranja, pode-se comer uma laranja.

3. Beba a mistura ou tome 1 colher de óleo de rícino e coma a laranja.

    VĀTA · Espere até sentir fome para comer alguma coisa, que deve ser apenas kitchari ou sopa de legumes. (Vāta não deve fazer um jejum de líquidos.)

    TODOS OS *DOṢAS* · Beba Chá CCE diário (veja a página 83) ao longo do dia.

    PITTA · Após a purificação com óleo de rícino e suco de laranja, faça um jejum com água e limão-taiti por um dia. Misture algumas colheres (de chá) de suco de limão-taiti em um pote com água morna e beba ao longo do dia.

    KAPHA · Após a purificação com óleo de rícino e suco de laranja, faça um jejum com suco de romã por um dia. Deixe o suco atingir a temperatura ambiente. Beba-o durante o dia todo. Se quiser, alterne-o com água com limão e mel. É possível comprar o suco de romã ou fazê-lo com produtos frescos.

DICA:
Caso não tenha bons movimentos intestinais no 4° dia, aumente a quantidade de óleo de rícino de 1 ½ colher (de chá) a 1 colher (de sopa) no 5° dia.

9

CAPÍTULO

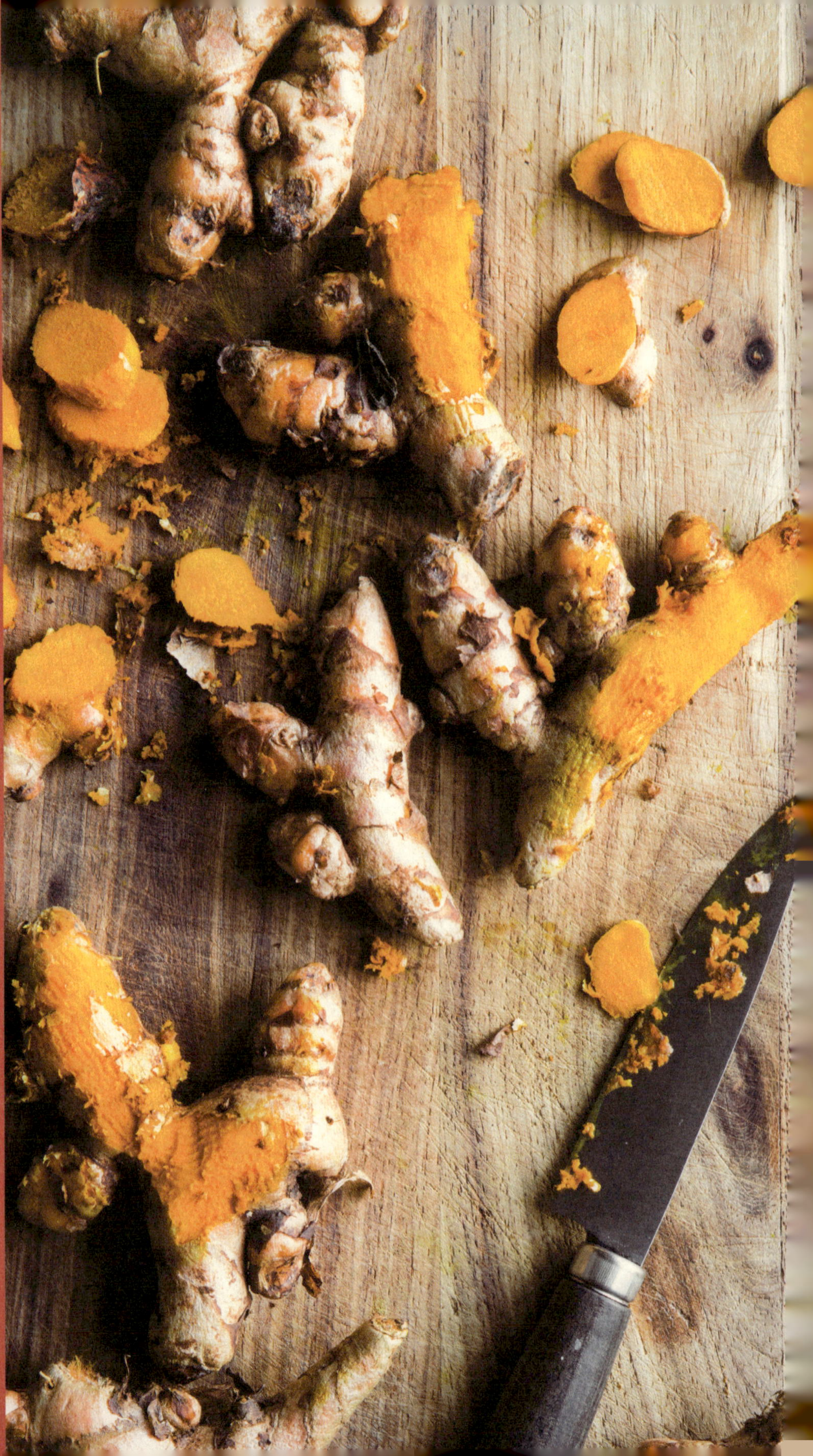

Ervas medicinais e remédios para enfermidades comuns

Ayurveda é um dos sistemas de cura mais conhecidos para prevenção de doenças e longevidade. As sugestões indicadas aqui para curar algumas enfermidades comuns não devem ser usadas como substituto dos cuidados médicos. Mas se utilizar essas sugestões, note que o número de intervenções médicas necessárias diminuirá.

Caso perceba seus sintomas ainda no início – uma irritação na garganta, uma dor irritante nas costas – eles poderão ser curados rapidamente com comida, chás, óleos essenciais, trabalho de respiração e movimento. Há, porém, conhecimento a ser adquirido na doença. Esta pode ser uma boa oportunidade para olhar para si mesmo e examinar sua vida. Seu corpo está tentando lhe dizer algo, então aproveite esse momento para ouvi-lo – e corrigi-lo.

Vejamos primeiro alguns suplementos fitoterápicos que podem ser adequados para ajudar a reduzir seus sintomas específicos. Algumas dessas ervas podem ser ingredientes que se encontram em uma receita, mas aqui estamos falando especificamente de suplementos.

Principais ervas medicinais ayurvédicas 191

Enfermidades comuns 192

Alergias sazonais 192
Artrite 193
Azia 193
Baixa libido/Secura vaginal 194
Cólicas menstruais 194
Constipação 194
Diarreia 195
Dor 195
Dor de cabeça 195
Dores musculares 195
Estresse e Ansiedade 196
Falta de fome 196
Gases 196
Indigestão 196
Infecções do ouvido 196
Intestino irritável 197
Menopausa 197
Náusea 198
Olhos secos 198
Queimadura de sol 198
Tosse e Resfriado 199
Tosse produtiva 199
Tosse seca 199

PRINCIPAIS ERVAS MEDICINAIS AYURVÉDICAS

Um profissional ayurvédico pode prescrever certas ervas medicinais para ajudar a aliviar o que está causando problemas; pode também sugerir ervas como um suplemento diário. Alguns ou todos os seguintes produtos podem ser encontrados em lojas de alimentos saudáveis; também podem ser facilmente encontrados on-line.

Escolha apenas produtos de empresas respeitáveis e não deixe de ler a descrição dos produtos, seus usos comuns e possíveis contraindicações. Caso tenha dúvidas, busque o conselho de um profissional antes de tomar quaisquer suplementos. Evite-os se estiver grávida, a menos que seu consultor ayurvédico lhe diga o contrário.

Caso esteja tomando algum suplemento, sempre informe seu médico.

1. AÇAFRÃO-DA-TERRA · Anti-inflamatório; oferece suporte às articulações; oferece auxílio digestivo; melhora o desempenho cognitivo.

2. ASHWAGANDHA (*AŚVAGANDHĀ*) · Adaptogênico; alivia o estresse; auxilia no sono ao relaxar profundamente o sistema nervoso – mesma função para aliviar o estresse; energia; leva ao repouso sempre que necessário; oferece suporte às articulações.

3. BACOPA · Melhora o desempenho cognitivo; detox para o sangue e o cérebro; acalma a mente; auxilia a memória, a concentração e o foco.

4. BOSWELLIA (INCENSO INDIANO) · "Aspirina" ayurvédica; alivia a dor; oferece suporte às articulações; reduz as inflamações; equilibra os níveis de açúcar no sangue; estimula uma compleição saudável.

5. GENGIBRE · Auxílio digestivo; antioxidante; reduz as inflamações; reduz as toxinas; ajuda a acalmar o estômago após as refeições e durante viagens.

6. GYMNEMA · Reduz muito o desejo e o anseio por açúcar e regula o apetite.

7. NIM · Promove dentes e pele saudáveis; desintoxica sangue e fígado.

8. SHATAVARI (*ŚATĀVARĪ*) · Traduz-se por "100 maridos" (indicando que uma mulher que toma o complemento poderia servir a 100 maridos... Se estivesse inclinada a isso). Melhora a libido; cuida e oferece suporte a um sistema reprodutivo feminino saudável em qualquer idade (igualmente importante durante os anos férteis, a menopausa e após); pode ajudar na produção de leite materno; oferece apoio à digestão; melhora o sistema reprodutivo masculino.

9. TRIPHALĀ • Tonificante intestinal; compreende três superfrutas ayurvédicas: āmalakī (*Emblica officinalis*), bibhītakī (*Terminalia bellirica*) e harītakī (*Terminalia chebula*); lubrifica o cólon para que o corpo possa absorver os nutrientes de maneira mais eficiente e esvaziar as entranhas de forma mais completa; antioxidante.

10. TULSI (MANJERICÃO SAGRADO) • Redutor completo do estresse; equilibra o açúcar no sangue; ajuda a aliviar a dor; promove a clareza mental; estimula a circulação.

ENFERMIDADES COMUNS

Embora queiramos evitar ir ao médico quando possível, devemos sempre *procurar a opinião de um profissional quando os sintomas são particularmente ruins, ou quando são persistentes ou pioram apesar de nossos melhores esforços para cuidar de nós mesmos. Dê uma chance aos remédios desta seção, pois têm a capacidade de aliviar seus sintomas, como o fazem para muitos.*

Alergias sazonais

- A água Omam⊛ age como um anti-histamínico

  ⊛ *Veja o verbete "dor" para obter instruções sobre como preparar essa água.*

- Kapha costuma sofrer de doenças respiratórias das vias superiores, especialmente na primavera.
- Tome 1 colher (de sopa) de mel orgânico cru todos os dias durante a temporada de alergia.
- Use um pote nasal todos os dias e, cerca de 1 hora depois, siga com o óleo nasya.
- A erva ayurvédica trikatu pode ajudar a limpar o excesso de kapha.
- Faça uma escovação a seco para estimular o sistema linfático e ajudar a se livrar de toxinas.
- Utilize muitas ervas, especiarias e alimentos picantes e amargos em sua dieta, incluindo hortaliças de folhas, pimenta-caiena, manjericão, gengibre e cardamomo (para kapha).
- Pitta exibe alergias sazonais na primavera e no verão, geralmente com coceira, olhos vermelhos, erupções cutâneas, inflamação e dores de cabeça.
- Use ervas ayurvédicas para acalmar e esfriar o corpo, incluindo nim, **āmalakī** (*Emblica*

officinalis) e ***guḍūcī*** (*Tinospora cordifolia*) (para pitta).

- Massageie o corpo com um óleo que resfrie pitta (para pitta).
- Evite comida picante e adicione muitas sementes de coentro, erva-doce, folhas de coentro e coco à sua comida.
- Beba água de coco fresca (não gelada) (para pitta).
- Chá de dente-de-leão e chá de urtiga podem ser bebidos ao longo do dia (para pitta).
- Vāta geralmente sente alergias sazonais no outono. Eles podem ficar de cama com coceira e secura nos olhos, dor de garganta e tosse seca e, às vezes, até mesmo fadiga generalizada e dores musculares.
- Um banho morno com sal de Epsom fará maravilhas para vāta.
- Adicione ghee extra à dieta (para vāta).
- Tome a erva ***aśvagandhā*** para estimular o sistema imunológico e acalmar alérgenos (para vāta).
- Beba bastante chá quente – gengibre com limão-siciliano é ótimo; adicione uma grande colher de mel depois do chá ter esfriado um pouco (para vāta e kapha).
- Massageie o corpo com um óleo que acalme vāta (para vāta).

Artrite

- Faça uma infusão de chá de gengibre, aquecendo água e adicionando algumas fatias de gengibre fresco. Adicione 1 colher (de sopa) de óleo de rícino. Beba 1 xícara antes de ir para a cama.
- Use óleo de gergelim ou óleo ***mahānārāyaṇa*** (ou *mahanarayan*, veja a seção **Recursos**, na página 210) para lubrificar suas articulações de manhã e à noite. Use cerca de 1 colher (de chá) de óleo para massagear suas articulações problemáticas.

Azia

- Para azia, faça a respiração de resfriamento (veja a página 157) para esfriar seu corpo.
- Tome 1 colher (de sopa) de suco de *aloe vera* misturada com ¼ de colher (de chá) de bicarbonato de sódio.
- Tome 2 colheres (de sopa) de vinagre de cidra de maçã misturadas em ¾ de xícara de água morna.
- Beba água Omam®

  ® *Veja o verbete "dor" para obter instruções sobre como preparar essa água.*

- Veja também os remédios para indigestão.

Baixa libido/Secura vaginal

- Mulheres com baixa libido podem tomar o suplemento fitoterápico *śatāvarī*. Esse suplemento medicinal fitoterápico ajuda no estímulo mental, bem como no combate ao ressecamento vaginal. Se o ressecamento persistir, use óleo de coco topicamente.
- Homens com baixa libido podem tomar o suplemento fitoterápico ***ashwagandha*** (***aśvagandhā***, em sânscrito, que significa "força de um cavalo"). Essa erva é muito nutritiva em geral, mas nesse contexto pode ajudar a acalmar o sistema nervoso e direcionar a atenção para a tarefa em questão.
- O suplemento ***ashwagandha*** (***aśvagandhā***) é conhecido como um afrodisíaco que pode ajudar homens e mulheres a entrar no clima.

Cólicas menstruais

- Ervas medicinais como ***śatāvarī***, ***aśvagandhā*** e tulsi podem ajudar a regular, desintoxicar e reduzir as dores ligadas à menstruação.
- Comprimidos de triphalā podem ser úteis.
- A escovação a seco e massagem corporal com óleos (***Abhyaṅga***) ajudam a remover a estagnação e as toxinas do corpo.
- Coma alimentos simples, beba muitos líquidos quentes e evite alimentos crus.

Constipação

- Adicione 1 colher (de sopa) de psílio em pó (disponível em lojas de alimentos saudáveis ou *on-line*) a 1 xícara de água e beba de manhã e à noite. É também possível acrescentar psílio à comida ou à sopa.
- Tome de 2 a 3 comprimidos de triphalā com água morna antes de dormir.
- Tome 2 colheres (de sopa) de gel *aloe vera* misturadas com água ou suco uma vez por dia. Ou beba 1 xícara de suco de *aloe vera*, uma ou duas vezes por dia, dependendo da gravidade dos sintomas. Se estiver grávida, fale com seu clínico ayurvédico antes de usar *aloe vera*.
- Ferva ¾ de xícara de leite integral de vaca ou de cabra (ou, se for vegano, leite sem lactose). Misture 1 colher (de chá) de ghee (use óleo de amêndoa se for vegano). Beba todas as noites antes de dormir por pelo menos 7 dias. O alívio será imediato. Depois de uma semana, use conforme necessário.
- Esfregue sua barriga com óleo de rícino morno antes de dormir.

Diarreia

- Faça uma xícara de lassi com ½ xícara de água morna e ½ xícara de iogurte orgânico natural e integral e uma pitada de sal. Beba.
- Beba o Chá CCE diário (veja a página 83) ao longo do dia.
- Coma uma banana bem madura por dia até a diarreia passar; não coma a banana com outros alimentos.
- Evite comida quente e picante.
- Faça arroz cozido (*kanji*). Ferva de 6 a 8 xícaras de água; acrescente 1 xícara de arroz basmati marrom ou branco; adicione ½ colher (de chá) de pó de açafrão-da-terra, ½ colher (de chá) de gengibre em pó, e uma pitada de sal. Tampe a panela e deixe a mistura ferver lentamente por 1 hora. Coma o arroz e beba a água que sobrou.

Dor

- As sementes de ajowan podem ser usadas de forma semelhante à aspirina, pois contêm um produto químico, chamado timol, que alivia a dor. Para fazer um analgésico chamado água Omam, misture 1 colher (de chá) de sementes de ajowan à 1 ½ xícara de água quente por pelo menos 10 minutos, ou durante a noite. Tome aos golinhos para aliviar a dor. Pesquisas científicas encontraram 24 compostos medicinalmente ativos em cada semente.

  As sementes de ajowan são usadas como remédio multipropósito para muitas enfermidades, incluindo asma, tosse e resfriados, alívio da dor e bactérias causadoras de infecções.
- A água Omam também pode ser utilizada como antiácido para azias, como analgésico para dores de cabeça, e como anti-histamínico para alergias.

Dor de cabeça⊛

⊛ *Veja o verbete "dor".*

- Mantenha-se bem hidratado e evite por completo bebidas e alimentos frios.
- Respire profundamente, faça a respiração das narinas alternadas (veja a página 155) várias vezes ao dia.
- Massageie a cabeça, o couro cabeludo e o pescoço com o óleo da estação.
- Boswellia é um grande analgésico.

Dores musculares

- Aplique boas quantidades de óleo de ***mahānārāyaṇa*** e a pomada *Tiger Balm* nas áreas envolvidas e, por fim, massageie profundamente após um banho quente.
- Tome ervas com propriedades anti-inflamatórias para alívio da dor, incluindo Boswellia, guggulu (***Commiphora mukul***) e ***aśvagandhā***.

Estresse e Ansiedade

- Pratique meditação diariamente.
- Ouça cantos ou música espiritual.
- Faça uma "dieta" dos meios de comunicação – sem TV, rádio, jornal ou internet.
- Inclua bons óleos em sua dieta como o ghee, o óleo de abacate e o azeite.
- Experimente ervas redutoras de estresse como ***aśvagandhā*** (*Withania somnifera*), jatamansi, alcaçuz e raiz de cálamo.
- Reduza sua ingestão de cafeína (caso isso lhe cause mais estresse, reduza gradualmente).
- Use óleos essenciais calmantes como lavanda, baunilha e sândalo.
- Pratique a Postura da Cobra (veja a página 141), as posturas do Gato e da Vaca (veja a página 132) e a Saudação ao Sol (veja a página 139).

Falta de fome

- Não coma entre as refeições.
- Provoque seus "fogos" digestivos comendo uma pequena fatia de gengibre com um pouco de sal cerca de 30 minutos antes de uma refeição.
- Beba um pequeno copo de água morna 30 minutos antes de uma refeição.

Gases

- Evite alimentos crus.
- Mastigue sementes de erva-doce torradas depois de uma refeição.
- Cozinhe alimentos com especiarias digestivas como cominho, *Ferula assafoetida*, ajowan e gengibre.
- Lembre-se, para o ayurveda os impulsos não devem ser suprimidos, então se tiver gases, deixe-os sair.

Indigestão

- Evite comer demais e coma, no mínimo, 3 horas antes de dormir.
- Não coma entre as refeições.
- Não misture frutas e outros alimentos.
- Deite-se do lado esquerdo, oferecendo apoio ao seu estômago, para incentivar a digestão.
- Evite alimentos picantes ou crus.
- Beba água morna com limão-taiti.

Infecções do ouvido

Ouvi dizer que na Índia os bebês raramente têm infecções de ouvido, e isso provavelmente pode ser atribuído à prática da administração de óleo nos ouvidos (***karṇa pūraṇa***).

O remédio também serve para zumbido e infecções crônicas no ouvido. Outros benefícios incluem o alívio da perda auditiva relacionada à idade e a desintoxicação do canal auditivo. Além disso, é muito relaxante. Para administrar o óleo nos ouvidos:

1. Aqueça um frasco com óleo de gergelim ou óleo nasya em água quente e teste-o em sua pele antes de usar.

2. Incline a cabeça para o lado e, com um conta gotas, administre de 6 a 10 gotas de óleo na orelha. Embora a sensação possa ser estranha e causar arrepios na espinha, você logo se sentirá mais confortável.

3. Use o dedo indicador e o dedo médio para massagear a área ao redor da orelha, a cartilagem e atrás da orelha. Feche a aba da orelha por alguns segundos, e puxe o lóbulo da orelha para baixo algumas vezes; em seguida, deite-se por cerca de 10 minutos.

4. Antes de administrar o óleo do outro lado, coloque uma bola de algodão no ouvido para sugar qualquer resto de óleo. Como alternativa, deite-se e peça para alguém colocar as gotas em seu ouvido.

Intestino irritável

- Coma apenas alimentos cozidos, e evite todos os alimentos crus. Evite também leite, doces, cafeína, álcool e legumes e frutas da família *solanaceae* [batata, tomate, beringela, pimentas etc.].
- Use óleos leves como girassol e açafrão.
- Beba ou coma alimentos probióticos como grão-de-bico, aspargos, maçãs, lentilhas e romãs.
- Faça caminhadas confortáveis, especialmente depois de comer.

Menopausa

- A menopausa pode ser diferente para cada ***doṣa***: vāta pode apresentar depressão, ansiedade, insônia e fadiga geral. Pitta pode sofrer de ondas de calor, dores de cabeça e crises de raiva e fúria. Kapha pode ganhar peso, sentir-se cansada e confusa, bem como ter baixa energia. Consulte um profissional ayurvédico para um tratamento individualizado.
- Aumente o consumo de alimentos fitoestrogênicos (devem ser orgânicos e não transgênicos), incluindo batata-doce, linhaça, farelo de aveia, farelo de cevada, missô, tempeh, tâmaras secas, tofu, caju, avelãs, brócolis e feijão mung.
- Tome a erva medicinal ***śatāvarī*** para ajudar a manter os tecidos reprodutivos lubrificados e robustos.
- Considere a erva medicinal ***vidārīkanda*** (*Pueraria tuberosa*) em pó, que oferece suporte aos tecidos reprodutivos e fortalece músculos e nervos.

- Há relatos de que suco de limão-taiti e suco de romã aliviam as ondas de calor e outros sintomas.
- Para aliviar as ondas de calor, use a respiração de resfriamento (veja a página 157) para resfriar o sistema, especialmente durante uma onda de calor. Pratique a respiração das narinas alternadas (veja a página 155) todos os dias, durante 15 minutos.

Náusea

- Chá de hortelã-pimenta e óleos essenciais mentolados, todos com efeito de resfriamento, como hortelã-pimenta e hortelã-verde podem ajudar a reduzir as náuseas.
- Mordiscar as várias formas de gengibre, seja cru ou cristalizado, pode aliviar a náusea causada em viagens, seja como passageiro ou condutor.
- Não coma alimentos que não são bem digeridos juntos, como frutas cruas com qualquer outro alimento.

Olhos secos

Há uma técnica chamada *netra basti* – um tratamento para os olhos – que pode ser autoadministrada. Porém, caso tenha alguma dúvida sobre como fazê-la, converse com um profissional ayurvédico. Eis as instruções para realizá-la:

1. Aqueça algumas colheres (de sopa) de ghee. Usando óculos de natação limpos, encha cada lente com ghee morno (não quente!).
2. Incline-se sobre uma pia ou tigela, e coloque os óculos em seus olhos. Prenda as tiras de silicone atrás da cabeça e deite-se no chão ou na cama, sobre uma toalha, para caso escorra algum ghee (mantenha a tigela ao seu lado para quando for remover os óculos).
3. Mantenha os olhos abertos e faça movimentos circulares com os olhos. Faça isso por 10 a 20 minutos. Feche os olhos se precisar descansar um pouco, a ideia, entretanto, é manter os olhos em movimentos circulares lentos durante todo o tempo.
4. Vire para o lado e incline-se sobre a tigela para remover os óculos. Limpe os olhos com um tecido limpo de algodão e descanse com os olhos fechados por 10 minutos.
5. Repita várias vezes por semana até que o problema desapareça.

Queimadura de sol

- Passe bastante gel de aloé na pele queimada pelo sol. Caso tenha acesso a uma planta *aloe vera* (babosa), quebre uma de suas folhas ao meio e use o gel diretamente da planta.
- Misture quantidades iguais de sândalo em pó e açafrão-da-terra com um pouco de água fria e

aplique a pasta diretamente na queimadura de sol.

- Enxarque discos de algodão com chá preto frio e forte e aplique-os diretamente sobre a pele queimada pelo sol, várias vezes ao dia.

Tosse e Resfriado

- Faça uma inalação de vapor usando 3 gotas de óleo essencial de lavanda, 3 gotas de óleo essencial de eucalipto e 3 gotas de óleo de melaleuca em um pote de água quente. Coloque uma toalha acima de sua cabeça, incline-se sobre a tigela, e inspire profundamente, respire alternadamente pela boca e pelo nariz por 5 minutos. Faça uma pausa, e repita por mais 5 minutos. Faça isso duas vezes por dia.
- Use um pote nasal caso seu nariz esteja escorrendo. Não use o pote nasal se suas vias respiratórias superiores estiverem entupidas, entretanto use óleo nasya conforme necessário. Lembre-se de *nunca* usar óleo nasya no nariz logo após usar o pote nasal. Essa ação poderá causar retenção de água nas passagens nasais e levar à infecção. Espere pelo menos 1 hora entre essas práticas.
- Misture partes iguais de mel orgânico cru com canela orgânica. Uma colher (de sopa) de cada deve ser suficiente. Acrescente 1 ou 2 gotas de água morna para fazer uma pasta. Lamba de uma colher. Isso acabará com seu resfriado!
- Beba chá de alcaçuz se tiver tosse. Existem muitas marcas no mercado, incluindo o chá *Breathe Deep* da Yogi. Ajuda a abrir os pulmões e reduz a mucosidade.

Tosse produtiva

- Para a tosse produtiva, experimente as ervas ayurvédicas em pó ***sitopalādi*** ou ***tālisādi***. Caso queira, misture com 1 colher (de sopa) de mel orgânico cru para obter um estímulo extra.
- Faça uma infusão de chá de gengibre, aquecendo água e adicionando algumas fatias de gengibre fresco. Beba o dia todo. Acrescente 1 colher (de sopa) de mel orgânico cru, se desejar.
- Beba chá de alcaçuz durante todo o dia. Acrescente 1 colher (de sopa) de mel orgânico cru, se desejar.

Tosse seca

- Faça uma inalação de vapor usando de 3 a 5 gotas de óleo de eucalipto em um pote de água quente. Coloque uma toalha acima de sua cabeça, incline-se sobre a tigela, e inspire profundamente, respire alternadamente pela boca e pelo nariz por 5 minutos. Faça uma pausa, e faça de novo por mais 5 minutos. Faça isso duas ou três vezes por dia.

- Gargareje com ½ colher (de chá) de sal e ½ colher (de chá) de açafrão-da-terra em pó em água morna.
- Beba chá quente feito com uma pitada de gengibre, cardamomo e canela, todos em pó.
- Beba chá de alcaçuz com 10 gotas de óleo de ***mahānārāyaṇa***. Beba durante o dia todo.

Receita natural de protetor solar:

¼ de xícara de óleo de abacate, amêndoa ou azeite

½ xícara de óleo de coco

3 a 5 gotas de cada um dos seguintes óleos essenciais: citronela, capim-limão e gerânio (repelente de mosquitos; opcional)

2 a 4 colheres (de sopa) de óxido de zinco micronizado (não em nanopartículas)

1. Misture os óleos e o repelente de mosquito (caso o utilize) em um pote de vidro de tamanho pequeno a médio, do tipo conhecido como *mason jar*.
2. Em uma panela, aqueça uma pequena quantidade de água e coloque o pote aberto na água para derreter o óleo de coco.
3. Assim que o óleo derreter, retire o pote da água, coloque a tampa e agite para misturar.
4. Abra o pote e adicione o óxido de zinco, tomando cuidado para não inalar as partículas. Mexa.

Et voilà! Filtro solar. Guarde-o em temperatura ambiente ou na geladeira. Vai se tornar sólido. O filtro não é à prova d'água, por isso é preciso reaplicá-lo muitas vezes quando estiver ao ar livre.

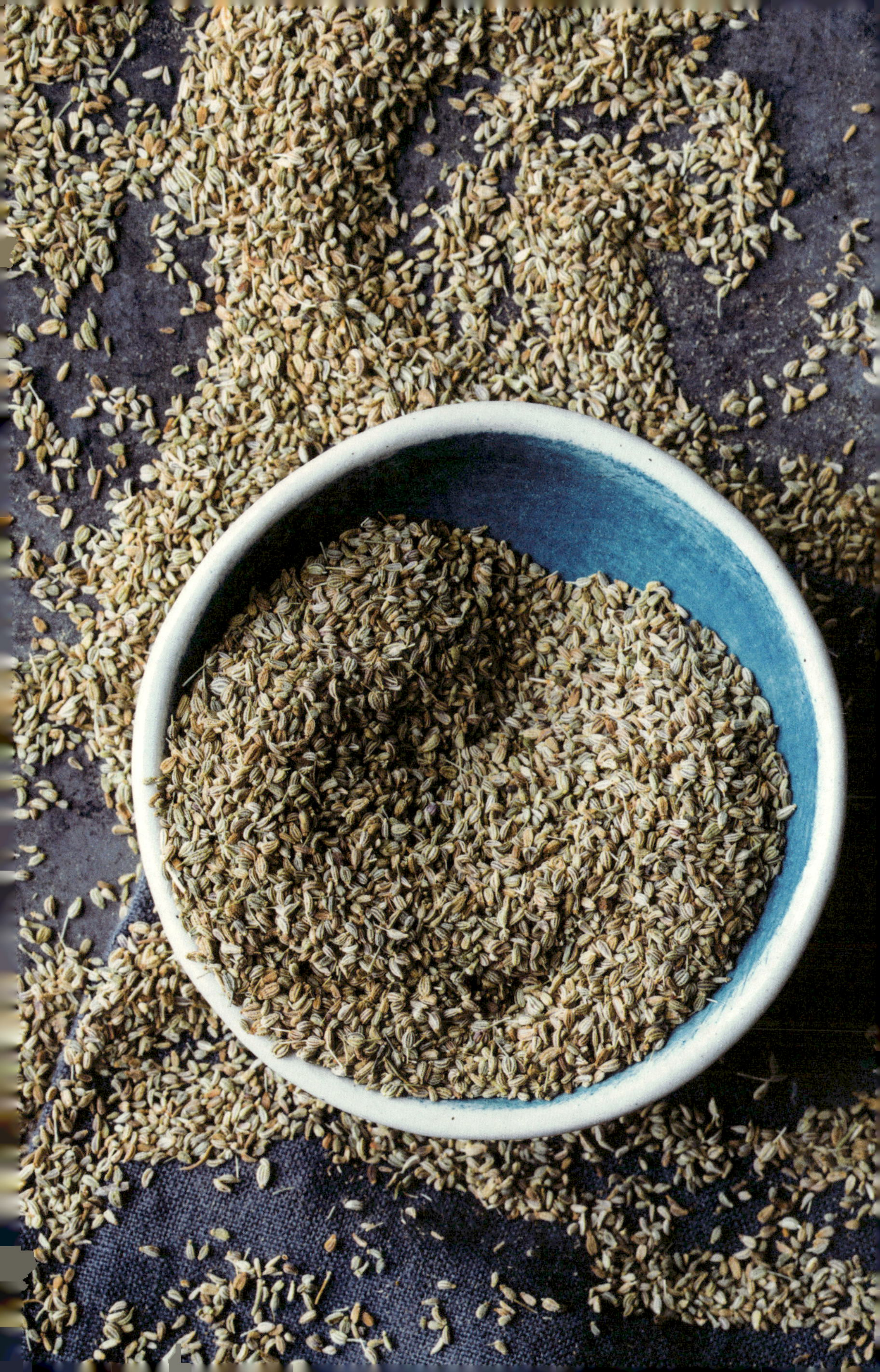

Apêndice A

INGREDIENTES AYURVÉDICOS COMUNS

AÇAFRÃO-DA-TERRA EM PÓ (*CURCUMA LONGA*) • Esse tempero de cor amarela, parente do gengibre, é uma estrela na culinária indiana. O açafrão possui uma longa lista de benefícios para a saúde devido a muitos compostos bioativos chamados curcuminoides, incluindo propriedades anti-inflamatórias e antioxidantes. Compre apenas açafrão-da-terra orgânico, pois a variedade não orgânica pode conter metais pesados do solo. Também é possível comprar a raiz, chamada de rizoma, e ralá-la para uso culinário. Seus dedos e tábua de corte podem ficar amarelados, mas não se preocupe, as manchas são fáceis de lavar.

ARROZ BASMATI BRANCO • Arroz basmati branco é mais fácil de digerir do que arroz integral. É um pilar da dieta ayurvédica, então não tenha medo desse carboidrato saudável. O arroz basmati contém tiamina e niacina, duas vitaminas B, além de vitaminas E e K, bem como magnésio. Por ter um baixo nível glicêmico, é bom para pessoas com diabetes. Além disso, possui mais fibras do que qualquer outro arroz branco.

AZEITE • Se gosta de cozinhar, esse óleo provavelmente já está em sua cozinha; porém, para sua cozinha ayurvédica, escolha azeite extravirgem orgânico. Outros azeites podem conter uma mistura de óleos. Comparado a outros óleos, esse pode estragar relativamente rápido. Guarde-o bem fechado em um lugar escuro e fresco. O azeite geralmente é embalado em um recipiente de vidro escuro ou uma lata para esse fim. Não o deixe exposto à luz.

BRAGG'S LIQUID AMINOS • Esse produto de soja é uma alternativa super saborosa ao molhos de soja e tamari. Não contém sal, conservantes ou corantes, porém contém aminoácidos essenciais.

CANELA (EM PÓ) • Além desse delicioso tempero ser conhecido por equilibrar o nível de glicemia das pessoas, também pode ser útil na prevenção do diabetes. É, ao mesmo tempo, doce e picante. As receitas do **CAPÍTULO 5** pedem canela em pó, mas é possível utilizar canela em pau e acrescentar uma às suas sopas e ensopados enquanto cozinha.

CRAVO EM BOTÃO E CRAVO EM PÓ • Os cravos são um remédio antigo para dores de dente, e para a manutenção de gengivas e dentes saudáveis. O óleo do cravo é anestésico. É capaz de melhorar a circulação e reduzir a inflamação e, assim, estimular a cura. E, ademais, é antibacteriano – um pacote de cura incrível em um pequeno botão. Retire todos os cravos inteiros antes de servir seu prato. Alguns cravos inteiros, bem como um pouco de cravo em pó, abrem grandes perspectivas.

FEIJÃO MUNG • Não será difícil encontrar feijões mung inteiros e secos (também chamados de dāl), que são verdes. Os feijões mung amarelos partidos são um pouco mais difíceis de encontrar; eles são os feijões mung verdes que foram processados e partidos ao meio. O casco verde se solta e revela as partes amarelas internas, facilitando o cozimento e a absorção dos nutrientes. Os feijões mung são um ingrediente comum em pratos ayurvédicos, então tente tê-los como elementos básicos de sua cozinha. Todas as lojas indianas possuem esses dois produtos básicos.

FERULA ASSAFOETIDA • É a resina da planta da erva-doce. É um ingrediente essencial que nos ajuda a digerir feijões e outros alimentos que podem causar gases. Serve para equilibrar vāta e tem boas qualidades de aquecimento para kapha. Pitta deve usá-la de forma moderada. Possui um cheiro muito forte que se torna mais suave quando cozida. Eu guardo a minha em um saco plástico no congelador para evitar que minha cozinha fique com o cheiro desta resina (alguns dizem que o cheiro é semelhante a meias sujas). Uma pitada é tudo que precisamos na maioria dos pratos.

FOLHAS DE COENTRO • São fantásticas para desintoxicação. Ótimas para sucos e para serem usadas em sopas e como guarnição.

FOLHAS DE CURRY • Medicinalmente, as folhas de curry são usadas na Índia para tratar tudo, desde infecções e inflamações até o controle do diabetes e de doenças cardíacas. Pode-se comê-las ou removê-las depois do cozimento. Se não conseguir encontrá-las para comprar, deixe-as de fora, porque não há como substituí-las. Mas tente encontrá-las, já que o sabor é imbatível! Elas congelam bem, então caso as encontre, compre uma quantidade extra para consumo posterior.

GENGIBRE (FRESCO) E GENGIBRE EM PÓ • A raiz do gengibre, seja fresca ou seca e em pó, possui uma incrível variedade de qualidades de cura, e deve ser obrigatória em qualquer cozinha – ayurvédica ou não. O gengibre em pó é melhor para kapha, e o cru é melhor para vāta e pitta, porque é úmido.

GRÃO-DE-BICO SECO • Essas pequenas usinas de energia, também chamadas de gravanço, podem ser encontradas na seção de grãos secos do supermercado. Faça um esforço para comprar apenas orgânicos, pois esse tipo de grão costuma ser fortemente pulverizado com pesticidas. Caso compre grão-de-bico enlatado, verifique se são orgânicos.

JAGRA • Na Índia, jagra é o nome de um doce sólido, preparada pela fervura da cana-de-açúcar. É uma forma de açúcar levemente processado, super doce e gostoso. O produto é vendido na forma de bloco ou cone de jagra marrom e macia. É possível encontrá-la em lojas indianas ou em lojas grandes de produtos ôrganicos como a *Pure Indian Foods* em www.pureindianfoods.com. Também é vendido em pó.

KOMBU • Essa alga marinha, que é vendida em tiras secas, é um excelente tempero para sopas e para adicionar minerais marinhos poderosos à sua comida. O kombu pode ser consumido ou removido após o cozimento. Um pedaço produz um impacto poderoso.

LENTILHAS VERMELHAS • Também chamada de ***masur dāl*** (ou "masoor dal", nos EUA) em lojas de alimentos indianos, essa lentilha, na verdade, fica amarela quando cozida. É muito nutritiva e saudável. Eu gosto de, antes de cozinhá-las, deixá-las de molho enquanto eu preparo os outros ingredientes. Como em todos os feijões e lentilhas, estas lentinlhas são uma ótima fonte de proteína de fácil digestão, reduzem o colesterol e são saudáveis para o coração.

MEL • Compre sempre mel orgânico cru. O processamento do mel convencional destrói as muitas qualidades benéficas desse doce e nutritivo presente das abelhas. *Nunca* aqueça o mel.

MISSÔ • É feito de soja fermentada. O branco é soja fermentada com uma grande porcentagem de arroz. É suave e doce. O missô amarelo costuma ser feito de soja fermentada com cevada. Ele possui um leve sabor terroso. O missô vermelho também é feito de soja fermentada com cevada e outros grãos, com mais soja e maior tempo de fermentação. Possui um sabor mais pesado do que o suave missô amarelo. Use a cor que quiser, e será até mesmo possível encontrar alguns tipos novos no mercado, pois os alimentos fermentados estão ganhando popularidade. Experimente-os para ver qual sabor lhe agrada mais. Para sopas e ensopados saudáveis, talvez o vermelho seja mais agradável. A melhor opção para molhos de salada é o missô branco ou amarelo, pois esses não irão se sobrepor ao sabor das verduras.

NABO (DAIKON) • Os benefícios desse nabo mais suave para a saúde são amplos. O daikon ajuda a limpar seu trato respiratório, estimula a saúde digestiva, ajuda a desintoxicar, reforça sua imunidade e alivia as inflamações. Eu poderia continuar descrevendo as qualidades desse nabo incrível, mas acho que consegui me fazer entender.

NOZ-MOSCADA (EM PÓ) • Pode-se comprar noz-moscada inteira e moê-la conforme necessário (um ralador tipo microplano funciona muito bem) para sempre ter o produto mais fresco. Caso compre noz-moscada já moída, mantenha o frasco fechado hermeticamente para evitar perder os óleos essenciais que tornam tão especial esse tempero poderoso.

ÓLEO DE ABACATE • Esse óleo com ponto de fumaça alto é rico em vitamina E e ácidos graxos ômega-3. É inegavelmente saudável, embora um pouco caro. O sabor suave do óleo de abacate adiciona outra dimensão ao seu cozimento. Não refrigere esse óleo. É muito bom para vãta e pitta; kapha deve usá-lo com moderação.

ÓLEO DE GIRASSOL • Compre óleo orgânico não refinado para preservar todos os benefícios saudáveis desse óleo de sabor leve. As sementes de girassol estão cheias de antioxidantes, como vitamina E e tocoferóis, por isso, embora esse óleo seja rico em ácidos graxos ômega-6 (ômega-3 são mais saudáveis), ainda é um óleo relativamente bom, especialmente para o cozimento em temperaturas altas.

PROTEÍNA DE ERVILHA EM PÓ • Ao contrário das proteínas em pó feitas de soro de leite, a proteína de ervilha é totalmente vegana, e possui uma grande carga de proteína.

QUINOA • Cultivada nos Andes, a quinoa é, na verdade, uma semente, não um cereal. Por ser semente, contém proteína e, por isso, é uma ótima escolha para vegetarianos e veganos. Apenas lembre-se de lavá-la, pois é revestida por um fitoquímico de ocorrência natural chamado saponina. De sabor amargo, a saponina protege a planta de pragas. Além de lavar bem a quinoa para remover a saponina, é preciso deixar as sementes de molho durante a noite, o que a fará aumentar um pouco de tamanho. Lave novamente e cozinhe. Ficará ainda mais nutritiva.

SEMENTES DE ABÓBORA • É melhor comprar sementes cruas e sem sal. São uma grande fonte de zinco. Para realmente fazê-las estourar, por assim dizer, jogue um punhado em uma panela quente e aqueça até que comecem a estourar. Retire imediatamente e acrescente a sopas, legumes ou apenas as coma assim mesmo.

SEMENTES DE AJOWAN (*BISHOP'S WEED*) • Esse é um tempero potente e saboroso que tem gosto de semente de aipo, tomilho e anis. Ao ser cozido, seu sabor fica mais suave. Não há necessidade de moer as sementes; elas

amolecem enquanto cozinham. Se adicioná-las pouco antes de servir, elas ficarão ligeiramente crocantes.
Use sementes de aipo se não encontrar esse tempero. As sementes também podem ser encontradas com as grafias ***ajwain*** ou ***ajman***.

SEMENTES DE CHIA • Esse superalimento é uma fonte fabulosa de ácidos graxos ômega-3. É ótimo para *muffins* ou *brownies* veganos e para outras receitas porque as sementes dilatam e retêm umidade.

SEMENTES DE COENTRO E COENTRO EM PÓ • As sementes são ótimas em infusões de chás, ou inteiras em sopas e ensopados. O coentro moído acrescenta um sabor adorável aos pratos. Os benefícios para a saúde incluem: auxílio digestivo, alívio da prisão de ventre, diminuição do colesterol ruim e aumento do bom. Misture sementes inteiras aos seus grãos de pimenta-preta em um moedor: costuma ser muito bom para saladas, sopas e ensopados.

SEMENTES DE COMINHO E COMINHO EM PÓ • O composto principal do cominho é o *cuminaldeído*; é um super antioxidante que contém qualidades medicinais, como combater o diabetes, reduzir a pressão arterial e construir ossos mais fortes.

SEMENTES DE ERVA-DOCE • A erva-doce é uma erva semelhante ao alcaçuz e um tempero. Cheias de fitoestrogênios, as sementes podem fazer maravilhas para as mulheres na menopausa e podem aliviar as cólicas menstruais. Também é conhecida por ser anti-inflamatória, tornando-a um tempero natural para a redução de pitta. Além disso, é conhecida por facilitar a digestão.

SEMENTES DE LINHAÇA • Tenha sempre sementes de linhaça inteiras. Guarde-as na geladeira, pois elas podem ficar rançosas rapidamente. Moa as sementes sempre que precisar usá-las em suas receitas. Sugiro não comprar linhaça em pó, pois as sementes começam a perder sua potência assim que são moídas. São uma fonte fantástica de ácidos graxos ômega-3, e seu sabor ligeiramente amendoado é delicioso. Não as aqueça. Sementes de linhaça devem ser acrescentadas aos alimentos após o cozimento, usadas em molhos de salada, ou misturadas em sucos.

SEMENTES DE MOSTARDA-PRETA • Essa semente saborosa, mas minúscula, contém muitas propriedades promotoras da saúde. Na culinária, elas são como o canário na mina de carvão, pois avisam quando o óleo está na temperatura exata para que os outros ingredientes sejam acrescentados: estouram assim que atingem a temperatura certa.

TOFU • O tofu é feito de coalho de soja e deve ser ingerido com moderação pelos três ***doṣas*** (e muito pouco por kapha, pois é pesado e frio). É extremamente importante comprar apenas orgânicos, já que as versões não orgânicas são todas geneticamente modificadas. O tofu macio ou sedoso é ótimo para fazer sobremesas veganas. Ele se mistura como o creme de leite.

Apêndice B

AS TRÊS QUALIDADES UNIVERSAIS E OS CINCO INVÓLUCROS

AS TRÊS QUALIDADES UNIVERSAIS (*GUṆAS*)

Há três qualidades sutis encontradas na natureza, cada uma delas está relacionada a um ***doṣa***. São elas: ***sattva***, ***rajas*** e ***tamas***.

SATTVA (VĀTA) • Puro, calmo, alerta, doce. Sattva é o observador. Sattva é a habilidade de ver e perceber a bondade no mundo e em si mesmo. Há uma doçura, calma e contentamento na vida.

RAJAS (PITTA) • Impulso, agravamento, atividade. Rajas é a observação. Rajas entra e agita as coisas, questiona e movimenta tudo.

TAMAS (KAPHA) • Inativo, indiferente, pesado. Tamas é o objeto que está sendo observado. Tamas retarda as coisas, não tem consciência, cria inação e confusão.

Essas qualidades universais literalmente nos ligam à natureza por meio de nosso corpo energético, bem como de nosso corpo físico, nosso karma e nossa consciência.

AS CINCO CAMADAS OU INVÓLUCROS (*KOŚAS*)

A palavra ***kośa*** significa literalmente "cobertura" ou "bainha". Ao nos curarmos, somos capazes de nos libertar dos ***kośas*** que nos amarram ao nosso pensamento, nossos corpos e nossas crenças - podemos nos movimentar entre os ***kośas*** e abraçar a verdade cósmica que se encontra no centro de nosso ser: na Terra, não há separação entre nós e todos os outros seres.

Todos nós fazemos parte de uma rede interconectada, e cada ação que tomamos afeta todo o resto. Pense no oceano. A água e as ondas que se formam e quebram no litoral são formadas por pequenas gotas, mas o oceano inteiro não poderia existir sem cada gota. Nosso mundo não existiria sem você e sua contribuição pessoal para o todo, assim como o oceano não existiria sem as gotas que o compõem.

Os **kośas** *são literalmente as camadas/invólucros de consciência que envolvem toda nossa existência, como se fossem um quebra-luz sobre outro quebra-luz, com uma lâmpada de consciência pura brilhando na camada mais interna. Os invólucros externos criam o ser humano - pense em seu corpo como o portador da consciência.*

A CAMADA DO CORPO (*ANNAMAYA KOŚA*) • Esta camada é derivada dos alimentos. Esse é o nosso corpo físico, feito do que comemos. Se não comermos para manter nossos ***doṣas*** sob controle, os efeitos disso se mostrarão nesse ***kośa*** na forma de distúrbios de pele, doenças, cor amarelada e fraqueza. Se olharmos apenas o corpo físico, podemos ficar facilmente confusos e supor que estamos separados uns dos outros. A ilusão de que estamos todos separados dá origem ao sofrimento e ao isolamento. À medida que mergulhamos mais a fundo nas camadas, vemos como essa camada pode ser nossa cobertura protetora, mas devemos também permanecer abertos a novas ideias, novos alimentos, novas atividades e novas formas de pensar.

A CAMADA DA ENERGIA (*PRĀṆAMAYA KOŚA*) • Esta camada deriva de ***prāṇa***, nossa força vital. Está sob o ***annamaya kośa*** e oferece apoio às funções do corpo. A respiração, ou ***prāṇa***, nos une a todos os seres sencientes, incluindo pessoas, animais, flores e árvores – toda a criação. Quando nos conectamos ao nosso ***prāṇa***, podemos deixar a ilusão do isolamento e sentir a conexão com todas as coisas.

O ***prāṇa*** nos mantém vivos, então devemos alimentá-lo e cuidar conscientemente dele. O trabalho de respiração nos leva à prática de acolher e cultivar o ***prāṇa***.

A CAMADA DA MENTE (*MANOMAYA KOŚA*) • Esse é o corpo mental. Esse ***kośa*** é composto pela mente e reside na parte mais constringida do corpo – nós literalmente pensamos demais, nos deixamos confiar nesses pensamentos ou nos pensamentos dos outros para definir nossos objetivos, aspirações e crenças, e isso pode impor limites às escolhas próprias que faríamos para nós mesmos.

Essa camada nos engana, nos fazendo acreditar em nossos sentidos e emoções, e se estamos realmente constringidos, acreditamos no que os outros pensam de nós e permitimos que isso governe nossas vidas. Para alcançar o nível da pura consciência, precisamos nos libertar dessa barreira e nos permitir olhar profundamente para dentro, abandonar a narrativa de nossas vidas, conhecer e confiar em nossa verdadeira essência. Você está limitado apenas por sua imaginação nesse ***kośa*** – então liberte-se!

A CAMADA DO INTELECTO, DO DISCERNIMENTO E DA SABEDORIA (*VIJÑĀNAMAYA KOŚA*) • Ah! Esse ego nos engana e nos faz pensar que somos diferentes do que realmente queremos ser. Fica em nosso caminho quando queremos seguir outra direção, literalmente nos convence a desistir de nossos verdadeiros eus. Esse é o nosso senso de identidade. Devemos meditar nesse nível para descobrirmos quem realmente somos. Esse nível também é chamado de formador do eu, o qual cria quem somos (ou quem acreditamos ser). Ao compreender as informações que recebemos, podemos decidir o que é certo para nós – não apenas porque alguém nos contou, e sim porque realmente acreditamos.

A CAMADA DA FELICIDADE, O VERDADEIRO EU (*ĀNANDAMAYA KOŚA*) • Ah, ***ānanda*** significa "felicidade" em sânscrito. Esse invólucro é o que está no centro de todas as outras camadas. Veja isso como o centro de seu coração, o centro da consciência pura. É nesse local que nosso verdadeiro eu – nosso eu autêntico – existe.

Quando residimos nesse ***kośa***, não sentimos mais a separação ou o isolamento. Vemos a beleza de todas as coisas e encontramos alegria em cada momento. Os ***kośas*** da mente, do intelecto e do ego irão se imiscuir e lhe dirão que esse estado de ser não é verdadeiro, mas com meditação, yoga e ayurveda, será possível passar cada vez mais tempo aqui, espantando os ***kośas*** negacionistas e vivendo em um estado de pura felicidade.

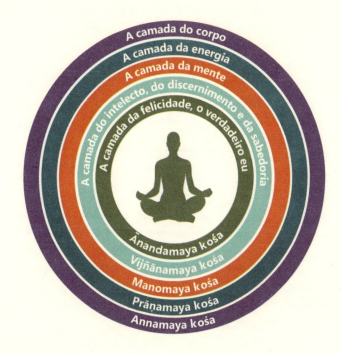

RECURSOS

24 MANTRA ORGANIC

(24mantra.com)

Essa empresa indiana está muito à frente das outras. Possui mais de 200 produtos orgânicos – ervas, feijões, especiarias e assim por diante. Além disso, a empresa ensina os agricultores da Índia (assim como faz Banyan e Organic India) sobre os benefícios da agricultura orgânica. Eu amo os seus produtos e tenho muita sorte por encontrá-los em minha mercearia indiana local. Também é possível fazer compras *on-line*.

AMADEA MORNINGSTAR

(AmadeaMorningstar.net)

Amadea foi minha primeira professora de culinária ayurvédica. Atualmente, é uma amiga querida e coorganizadora. Seus dois primeiros livros de receitas, *The Ayurvedic Cookbook* e *Ayurvedic Cooking for Westerners* são indispensáveis para uma cozinha ayurvédica. Seu profundo conhecimento e sabedoria são lendários.

AYURVEDIC INSTITUTE

(Ayurveda.com)

Oferece aulas e *workshops* na Índia e nos Estados Unidos. Além disso, a loja *on-line* possui ótimos produtos. O *Super Nasya Oil* e o extrato herbal *Deep Love* são meus favoritos. Inscreva-se no boletim informativo do instituto.

BANYAN BOTANICALS

(BanyanBotanicals.com)

Quase todas as ervas mencionadas neste livro estão disponíveis na Banyan Botanicals. Seus produtos são todos orgânicos – certificados nos Estados Unidos e na Índia. O *site* contém muitas informações úteis sobre como usar os produtos e suas contraindicações. Além disso, sua série de vídeos sobre as várias práticas ayurvédicas é fantástica.

CHANDI

(Chandika.com)

A empresa possui uma gama completa de produtos ayurvédicos, formulados por Vaidya Ramakant Mishra, médica, pesquisadora e educadora ayurvédica que vem de uma longa linhagem de especialistas ayurvédicos. A maioria das ervas é originária da Índia, embora algumas venham da Europa ou dos Estados Unidos.

THE CHOPRA CENTER

(Chopra.com)

O *site* tem informações sobre aulas, *workshops*, recursos *on-line* e um ótimo boletim informativo. Minha jornada ayurvédica começou aqui.

DAVIDJI MEDITATION

(Davidji.com)

Davidji revela os mistérios da meditação em oficinas ao redor do mundo. Além de seu talento natural para ensinar, seu humor e entrega de conteúdo tornam a meditação acessível a todos.

DOUTOR JOHN DOUILLARD
(LifeSpa.com)

Seus boletins e vídeos ajudam a tornar fáceis de entender as questões complicadas do ayurveda. A energia incrível do doutor John é bastante estimulante. Veja seus livros, entre eles *Ayurveda for Kids* e *Body, Mind, Sport.*

FLORACOPEIA
(Floracopeia.com)

Um dos melhores lugares para comprar óleos essenciais ayurvédicos.

MAHARISHI AYURVEDA (MAPI)
(www.mapi.com)

Fundada por Maharishi Mahesh Yogi, a *vpk® by Maharishi Ayurveda* oferece produtos ayurvédicos provenientes de ingredientes vegetais sustentáveis, autênticos e integrais. Suas fórmulas ayurvédicas são projetadas para restaurar e manter o equilíbrio onde existir desequilíbrio.

NATIONAL AYURVEDIC MEDICAL ASSOCIATION (NAMA)
(www.AyurvedaNama.org)

O objetivo da NAMA é criar vários níveis de certificação para os profissionais ayurvédicos. A associação também conta com uma conferência anual na qual é possível encontrar alguns dos principais líderes ayurvédicos do mundo, bem como fazer *networking* com outros praticantes. No site deles, há recursos e muitas palestras em vídeo sobre temas ayurvédicos.

ORGANIC INDIA
(OrganicIndiaUSA.com)

Famosa por sua linha de chás Tulsi, a Organic India também vende suplementos orgânicos e alimentos.

PURE INDIAN FOODS
(PureIndianFoods.com)

Meu amigo Sandeep Aggarwal vem de uma longa linhagem de produtores indianos de ghee, e ele faz um dos melhores ghees que já experimentei (fora o meu!) aqui nos Estados Unidos. Seus produtos são todos orgânicos e da melhor qualidade, incluindo ghees digestivos (produzidos com ervas e especiarias), especiarias, jagra, *cyavanaprāśa*, bandejas de especiarias indianas e muito mais.

THE SPICE SAGE
(MySpiceSage.com)

É possível achar aqueles temperos muito difíceis de serem encontrados, porém nem todos são orgânicos.

REFERÊNCIAS

Abbas, Abul K., Andrew H. Lichtman e Shiv Pillai. *Basic Immunology: Functions and Disorders of the Immune System.* 4a. ed. Filadélfia: Saunders, 2012.

Aggarwal, Bharat B. *Healing Spices: How to Use 50 Everyday and Exotic Spices to Boost Health and Disease.* Nova York: Sterling Publishing, 2011.

Ahuja, Aashna. "15 Jaggery Benefits: Ever Wondered Why Our Elders End a Meal with Gur?". NDTV. Acessado em 19 de outubro de 2017. http://food.ndtv.com/health/15-jaggery-benefits-ever-wondered-why-our-elders-end-a-meal-with-gur-1270883.

American Autoimmune Related Diseases Association "Autoimmune Disease Statistics". Acessado em 15 de junho de 2014. https://www.aarda.org/news-information/statistics.

Ayurveda For You "These 13 Natural Urges Should Not Be Suppressed". Acessado em 19 de outubro de 2017. https://www.ayurveda-foryou.com/clinical_ayurveda/urges1.html.

Bachman, Nicolai. *The Language of Ayurveda: A Reference Book of Chants, Verses, and Vocabulary.* Bloomington: Trafford Publishing, 2010.

Chakras.info. "The 7 Chakras." Acessado em 19 de outubro de 2017. http://www.chakras.info/7-chakras.

The Chopra Center "Yoga for Your Dosha". Acessado em 1º de agosto de 2017. http://www.chopra.com/articles/designing-a-yoga-routine-for-your-dosha#sm.0001kfy14k7x7fbtspo1xi3eua7wr.

Chopra, Deepak. "Many Worlds and the Five Koshas". *Huffington Post.* Acessado em 19 de outubro de 2017. https://www.huffingtonpost.com/deepak-chopra/many-worlds-and-the-five-_b_7475.html.

Douillard, John. "An Ayurvedic Perspective on Mood and Memory". *A LifeSpa.* Acessado em 19 de outubro de 2017. https://www.lifespa.com/ayurvedic-perspective-on-mood-and-memory/.

Draxe.com. Acessado em 19 de outubro de 2017. http://www.draxe.com.

Earthing.com. "What is Earthing?". Acessado em 19 de outubro de 2017. https://www.earthing.com/what-is-earthing.

Frawley, David e Sandra Summerfield Kozak, M. S. *Yoga for Your Type: An Ayurvedic Approach to Your Asana Practice.* Detroit: Lotus Press, 2001.

Group, Edward. Global Healing Center "The Health Benefits of Sungazing". Acessado em 19 de outubro de 2017. https://www.globalhealingcenter.com/natural-health/health-benefits-of-sungazing.

Insight Awareness. "Kansi Vatki Foot Massage". Acessado em 19 de outubro de 2017. http://www.insightawareness.com/services/kansa-vatki.

Lad, Usha e Dr. Vasant Lad. *Ayurvedic Cooking for Self-Healing*. Albuquerque: The Ayurvedic Press, 1994.

Lad, Vasant. *Textbook of Ayurveda Fundamental Principles*. Albuquerque: The Ayurvedic Press, 2002.

LifeSpa. "Diet and Seasonal Eating: Seasonal Guides by Month". Acessado em 19 de outubro de 2017. https://lifespa.com/category/diet-seasonal-eating.

Morningstar, Amadea e Urmila Desai. *The Ayurvedic Cookbook*. Detroit: Lotus Press, 1990.

Pole, Sebastian. *Ayurvedic Medicine*. Londres: Singing Dragon Publishers, 2006.

Rosen, Richard. "10 Steps for Perfect Sun Salutations". *Yoga Journal*. Acessado em 20 de outubro de 2017. https://www.yogajournal.com/poses/ray-of-light.

Singleton, Mark. "The Ancient & Modern Roots of Yoga". *Yoga Journal*. Acessado em 30 de julho de 2017. https://www.yogajournal.com/yoga-101/philosophy/yoga-s-greater-truth/.

Sun Gazing.com. "6 Plants That Will Make You the Healthiest and Happiest According to NASA". Acessado em 19 de outubro de 2017. http://www.sun-gazing.com/6-plants-put-home-will-make-healthiest-according-nasa.

Swamij.com. "Five Sheaths or Koshas of Yoga". Acessado em 19 de outubro de 2017. http://www.swamij.com/koshas.htm.

Tarkeshi, Jasmine. Easy Poses, Guided Meditations, Perfect Peace Wherever You Are. Emeryville, CA: Sonoma Press, 2017.

Tirtha, Swami Sadashiva. *The Ayurvedic Encyclopedia*: Natural Secrets to Healing, Prevention and Longevity. Chicago: Sat Yuga Press, 1998.

Tiwari, Bri. Maya. The Path of Practice: *A Women's Book of Ayurvedic Healing, with Food, Breath and Sound*. Nova York: Ballantine Books, 2000.

ÍNDICE DE PRÁTICAS, RECEITAS E REMÉDIOS

A

Acelga chinesa (Bok choy), tempeh e cogumelos salteados, 94-95

Ajustes sazonais para o final do inverno/primavera (kapha), 180-181

Ajustes sazonais para o final do outono/início do inverno (vāta), 178-179

Ajustes sazonais para o verão (pitta), 182-183

Alergias sazonais, 192-193

Aromaterapia, 119-121

Artrite, 193

Aterramento, 164-165

Azia, 193

B

Baixa libido/Secura vaginal, 194

Beber água quente com limão-siciliano ou limão-taiti, 113-114

Bochecho com óleos (*Gaṇḍūṣa*), 112

C

Cachorro Olhando para Baixo (*Adho Mukha Śvānāsana*), 128-129

Canto de mantras, 149

Canto para os chakras, 150-153

Chá CCE diário, 83

Cólicas menstruais, 194

Constipação, 194

Cozinhar com atenção plena, 148

D

Diarreia, 195

Dor, 195

Dor de cabeça, 195

Dores musculares, 195

E

Escovação a seco, 114

Estresse e Ansiedade, 196

F

Falta de fome, 196

Flexão para a frente, 137

Flexão para a frente com as pernas afastadas (*Pādottānāsana*), 137-138

G

Gases, 196

Gato Curioso, 133

Ghee, 84-85

Golden milk, 86

Grão-de-bico crocante, 106-107

Grão-de-bico revigorante, 104-105

I

Indigestão, 196

Infecções do ouvido, 196-197

Intestino irritável, 197

K

Kitchari kapha, 91-92

Kitchari pitta, 89-90

Kitchari vāta, 87-88

L

Lavagem dos pés e Massagem com óleos (*Kansa Vatki*), 167-168

M

Massagem com óleos (*Abhyaṅga*), 115-116

Massagem na cabeça com óleos, 169-170

Meditação, 159-163

Menopausa, 197-198

Mingau de *urad dāl*, 100-101

N

Náusea, 198

O

Óleo nasya, 118

Olhos secos, 198

P

Postura da Árvore (*Vṛkṣāsana*), 130-131

Postura da Cadeira com rotação de tronco (*Parivṛtta Utkaṭāsana*), 133

Postura da Criança (*Bālāsana*), 135

Postura da Montanha (*Tāḍāsana*), 126-127

Postura da Ponte (*Depada Pidam*), 136

Postura da Vaca (*Bitilāsana*), 132

Postura das pernas para cima na parede (*Viparīta Karaṇī*), 134

Postura do Cadáver (*Śavāsana*), 125 e 142-143

Postura do Gato (*Mārjāryāsana*), 132-133

Posturas de yoga com modificações para cada *doṣa*, 126-143

Pote nasal, 117

Principais ervas medicinais ayurvédicas, 191-192

Purificação para todas as estações, 184-186

Q

Queimaduras de sol, 198-199

R

Raspagem da língua, 111

Receita natural de protetor solar, 200

Respiração das narinas alternadas (*Nāḍī Śodhana*), 155-156

Respiração de resfriamento (*Śītalī*), 157

Respiração do fole acelerado (*Bhastrika*), 158

S

Saudação ao Sol, 139-141

Sexo, 170-172

Sopa de inverno de feijão mung, 98-99

Sopa detox de verão de nabo (daikon) e tofu, 96-97

Sun Gazing (cura solar), 166-167

T

Tigela fácil de café da manhã, 102-103

Tosse e Resfriado, 199

Tosse produtiva, 199

Tosse seca, 199-200

Trabalho de respiração (*Prāṇāyāma*), 154-158

Y

Yoga, 122-125

ÍNDICE

20 qualidades, 34

A

Açafrão-da-terra (*Curcuma longa*), 203

Açafrão-da-terra, 191

Acelga chinesa (Bok choy), 94

Agni, 38

Álcool, 53

Alimento
- acelga chinesa (Bok choy), tempeh e cogumelos salteados, 94-95
- antes e depois do sexo, 172
- cozinhar com atenção plena, 148
- cru, 81
- diretrizes alimentares, 50-55
- grão-de-bico crocante, 106-107
- grão-de-bico revigorante, 104-105
- ingredientes comuns, 203-206
- kitchari kapha, 91-92
- kitchari pitta, 89-90
- kitchari vāta, 87-88
- mingau de ***urad dāl***, 100-101
- sabores de, 55-59
- tigela de café da manhã, 102-103
- veja também *Bebidas* e *Sopas*

Alimentos crus, 81

Āma, 38, 40 e 50

Arishtams, 53

Arroto, 51

Arroz, 203

Arroz basmati, 203

Arroz basmati branco, 203

Árvores, 165

Āsanas, 109 e 122
- veja também *Yoga*

Ashwagandha (*aśvagandhā*), 191

Aṣṭāṅga Hṛdyam, 170

Atenção plena, cozinhar com, 148

Aterramento, 164-165

Atividades de lazer, 44

AUM (Acordar, Urinar, Meditar), 160

Ayurveda
- 20 qualidades, 34
- cinco elementos, 25
- ***dinacaryā***, 74-77
- e equilíbrio, 34
- e impulsos naturais, 41
- e religião, 23
- espírito-mente-corpo, 35
- passos para iniciar, 66-67
- plano de 21 dias de cuidados pessoais, 68-73
- quem pode se beneficiar, 23
- ritmo do, 32-34

Azeite, 203

B

Bacopa, 191

Bebidas
- chá CCE diário, 83
- *Golden milk*, 86

Bem-estar, 37

Boswellia (incenso indiano), 191

Bragg's Liquid Aminos, 203

C

Camada da energia (*prāṇamaya kośa*), 208

Camada da felicidade, o Verdadeiro Eu (*ānandamaya kośa*), 209

Camada da mente (*manomaya kośa*), 208

Camada do corpo (*annamaya kośa*), 208

Camada do intelecto, do discernimento e da sabedoria (*vijñānamaya kośa*), 208-209

Campaign for Safe Cosmetics, 42

Canela, 203

Canto
- cozinhar com atenção plena, 148
- de mantras, 149
- para os chakras, 150-153
- sobre o, 61

Chakras
- cardíaco (***Anāhata***), 152
- coronário (***Sahasrāra***), 153
- do plexo solar (***Maṇipūra***), 151
- do terceiro olho (***Ājñā***), 153
- esplênico (***Svādhiṣṭhāna***), 151
- laríngeo (***Viśuddha***), 152
- raiz (***Mūlādhāra***), 150
- sobre os, 150

Chá CCE diário, 83

Ciclo de marés, 32

Ciclo lunar, 32
Ciclo mensal, 32
Cinco camadas (invólucros), 207
Cinco elementos, 25
Cobre, 148
Coentro, 204
Cogumelos, 94-95
Comer, 39
veja também *Diretrizes alimentares*
Cominho, 206
Constituição
corpo-mente, 22 e 26
Veja também ***doṣa***
Consultas ayurvédicas, 44-45
Cozinha ayurvédica, 59 e 67
Cozinhar com atenção plena, 148
Cravo, 203
Criação, 24
Cuidados pessoais
importância dos, 45-46
plano de 21 dias, 68-73
Cyavanaprāśa, 53

D

Dhanvantari, 24
Diário, 66-67
Digestão, 38-40 e 81
veja também *Diretrizes alimentares*
Dimensão causal, 35
Dimensão densa, 35
Dimensão sutil, 35
Dinacaryā, 68 e 74-77
Diretrizes alimentares, 50-55
Doença
acúmulo de toxinas, 40-43
fontes de, 38-40
supressão dos impulsos naturais, 41
veja também *Enfermidade*
Doṣa
características do, 29-31
ciclos dos ***doṣas***, 32-34
equilibrar o, 60-63
questionário, 27-29
sobre o, 25-26
veja também os ***doṣas*** específicos

E

Emoções, 40, 44, 55-56 e 160
Enfermidades
alergias sazonais, 192-193
artrite, 193
azia, 193
baixa libido/secura vaginal, 194
cólicas menstruais, 194
constipação, 194
diarreia, 195
dor, 195
dor de cabeça, 195
dores musculares, 195
estresse e ansiedade, 196
falta de fome, 196
gases, 196
indigestão, 196
infecções do ouvido, 196-197
intestino irritável, 197
menopausa, 197-198
náusea, 198
olhos secos, 198
queimadura de sol, 198-199
tosse e resfriado, 199
tosse produtiva, 199
tosse seca, 199-200
Environmental Working Group (EWG), 42
Equilíbrio, 34 e 55
veja também ***doṣas***
Ervas medicinais, 191-192
Espírito-mente-corpo
plano de 21 dias de cuidados pessoais, 68-73
significado de, 35
Espiritualidade, 145-146
Estações, 175
Exercício, 60-61

F

Feijão-da-índia (*Vigna mungo*), 100
Feijões mung, 98 e 203-204
Ferula assafoetida, 204
Folhas de coentro, 204
Folhas de curry, 204

G

Gaṇeśa, 23
Gengibre, 191 e 204
Ghee, 54-55 e 84-85
Glândula pineal, 166
Grão-de-bico, 104-105 e 204
Guṇas, 34 e 207
Gymnema, 191

H

Hidratação, 113
Hinduísmo, 23-24
Hormônios, 166

I

Impulsos naturais, 41
Intenções, 67
Iyengar, B.K.S., 122

J

Jagra, 204

K

Kapha
- acelga chinesa (Bok choy), tempeh e cogumelos salteados, 94-95
- ajustes sazonais, 180-181
- aromaterapia, 119-121
- canto de mantras, 149
- características do, 29-31
- chá CCE diário, 83
- diretrizes, 62-63
- diretrizes de yoga, 125
- estações, 175-176
- frequência sexual, 170
- ghee, 84-85
- *Golden milk*, 86
- grão-de-bico crocante, 106-107
- grão-de-bico revigorante, 104-105
- kitchari kapha, 91-92
- massagem com óleos, 115-116
- mingau de ***urad dāl***, 100-101
- movimentos intestinais (defecação), 47
- purificação para todas as estações, 184-186
- respiração das narinas alternadas (***Nāḍī Śodhana***), 155-156
- respiração do fole acelerado (***Bhastrika***), 158
- ritmo do, 32-34
- sobre o, 25
- sopa de inverno de feijão mung, 98-99
- sopa detox de verão de nabo (daikon) e tofu, 96-97
- tigela de café da manhã, 102-103

Kashayams, 53

Kitchari
- como mantê-lo aquecido, 93
- kitchari kapha, 91-92
- kitchari pitta, 89-90
- kitchari vāta, 87-88

Kombu, 204

Kośas, 34 e 207-209

Kumbhaka, 155

L

Latão, 148

Lei dos opostos, 34

Lentilhas vermelhas, 204

Limão-siciliano, 113-114

Limão-taiti, 113

Linhaça, 206

Luz solar, 166

M

Mantras, 149, 159 e 161

Meditação, 60-61 e 159-163

Mel, 113 e 204

Missô, 204-205

Movimentos intestinais (defecação), 47

N

Nabo daikon, 96 e 205

Nim, 191

Noz-moscada, 205

O

Ojas, 38 e 39

Óleo de abacate, 205

Óleo de girassol, 205

Óleos carreadores, 120-121

Óleos essenciais, 119-121

Opostos, lei dos, 34

P

Pasta de dente, 42

Pitta
- acelga chinesa (Bok choy), tempeh e cogumelos salteados, 94-95
- ajustes sazonais, 182-183
- aromaterapia, 119-121
- canto de mantras, 149
- características do, 29-31
- chá CCE diário, 83
- diretrizes, 62
- diretrizes de yoga, 124
- estações, 176
- frequência da atividade sexual, 171
- ghee, 84-85
- *Golden milk*, 86
- grão-de-bico crocante, 106-107
- grão-de-bico revigorante, 104-105
- kitchari pitta, 89-90
- massagem com óleos, 115-116
- mingau de ***urad dāl***, 100-101
- movimentos intestinais (defecação), 47
- purificação para todas as estações, 184-186
- respiração das narinas alternadas (***Nāḍī Śodhana***), 155-156
- respiração de resfriamento (***Śītalī***), 157
- ritmo do, 32-34
- sobre o, 25
- sopa de inverno de feijão mung, 98-99
- sopa detox de verão de nabo (daikon) e tofu, 96-97
- tigela de café da manhã, 102-103

Plantas, 165

Prakṛti, 26

Prāṇa, 50

Prāṇāyāma, trabalho de respiração, 154-158

Prata, 148

Práticas de estilo de vida
- aromaterapia, 119-121
- beber água quente com limão-siciliano ou limão-taiti, 113-114
- bochecho com óleos, 112
- escovação a seco, 114
- lavagem dos pés, 167-168
- massagem com óleos, 115-116 e 167-170
- massagem na cabeça com óleos, 169-170
- óleo nasya, 118
- pote nasal, 117
- raspagem da língua, 111
- yoga, 122-143

Práticas espirituais
- aterramento, 164-165
- canto de mantras, 149
- canto para os chakras, 150-153
- cozinhar com atenção plena, 148
- Lavagem dos pés e Massagem com óleos (*Kansa Vatki*), 167-168
- Massagem na cabeça com óleos, 169-170
- meditação, 60-61 e 159-163
- sexo, 170-172
- *Sun Gazing* (cura solar), 166-167
- trabalho de respiração, 154-158

Produtos de cuidados pessoais, 42-43 e 67

Produtos para limpeza doméstica, 43 e 67

Proteína de ervilha em pó, 205

Purificação para todas as estações, 184-186

Q

Quinoa, 205

R

Rajas, 207
- veja também *Pitta*

Rasa, 55

Religião, 23

Resolução de problemas, 66

Ritmo circadiano, 32

Ritmo sazonal, 32

Ritmos, 32

Rituais
- veja *Praticas espirituais*

Rotina do meio-dia, 76

Rotina noturna, 77

Rotinas diárias
- ajustes sazonais para o final do inverno/primavera (kapha), 180-181
- ajustes sazonais para o final do outono/ início do inverno (vāta), 178-179
- ajustes sazonais para o verão (pitta), 182-183
- aromaterapia, 119-121
- beber água quente com limão-siciliano ou limão-taiti, 113-114
- bochecho com óleos, 112
- escovação a seco, 114
- exemplo, 74-77
- massagem com óleos, 115-116
- massagem na cabeça com óleos, 169-170
- óleo nasya, 118
- pote nasal, 117
- raspagem da língua, 111
- yoga, 122-143

Rotinas matinais
- beber água quente com limão-siciliano ou limão-taiti, 113-114
- bochecho com óleos, 112
- escovação a seco, 114
- exemplo, 74-76
- massagem com óleos, 115-116
- óleo nasya, 118
- pote nasal, 117
- raspagem da língua, 111

S

Sabores, 55-59
- ácidos, 56-57
- adstringentes, 58-59
- amargos, 58
- doces, 56
- picantes, 57
- salgados, 57

Sânscrito, 23

Śatāvarī, 191-192

Sattva, 207
- final do inverno/ primavera (kapha), 180-181
- final do outono/início do inverno (vāta), 178-179
- verão (pitta), 182-183
- veja também *Ajustes sazonais para vāta*

Seios nasais, 154

Sementes ajowan (*bishop's weed*), 205-206

Sementes de abóbora, 205

Sementes de chia, 206
Sementes de coentro, 206
Sementes de erva-doce, 206
Sementes de mostarda-preta, 206
Sexo, 170-172
Sopas
sopa de inverno de feijão mung, 98-99
sopa detox de verão de nabo (daikon) e tofu, 96-97
Squatty Potty, 74
Suṣumṇā, 155

T

Tamas, 207
veja também *Sabores*
Teflon, 67
Tempeh, 95
Tofu, 206
Toxinas, 39-43
veja também *Rotinas diárias*
Toxinas do ambiente, 40-44
Trabalho de respiração (*Prāṇāyāma*)
respiração das narinas alternadas (*Nāḍī Śodhana*), 155-156
respiração de resfriamento (*Śītalī*), 157
respiração do fole acelerado (*Bhastrika*), 158
sobre, 154-158
Três qualidades universais, 207
Triphalā, 53 e 192
Tulsi (manjericão sagrado), 192

U

Urad dāl, 100

V

Vāta
acelga chinesa (Bok choy), tempeh e cogumelos salteados, 94-95
ajustes sazonais, 178-179
aromaterapia, 119-121
canto de mantras, 149
características do, 29-31
chá CCE diário, 83
diretrizes, 123
diretrizes do yoga, 123
estações, 175
frequência da atividade sexual, 171
ghee, 84-85
Golden milk, 86
grão-de-bico revigorante, 104-105
kitchari vāta, 87-88
massagem com óleos, 115-116
mingau de *urad dāl*, 100-101
movimentos intestinais (defecação), 47
purificação para todas as estações, 184-186
respiração das narinas alternadas (*Nāḍī śodhana*), 155-156
ritmo da, 32-34
sobre o, 25
sopa de inverno de feijão mung, 98-99
sopa detox de verão de nabo (daikon) e tofu, 96-97
tigela de café da manhã, 102-103
Vedas, 122
Vikṛti, 26
Vinagre de cidra de maçã, 114
Viṣṇu mudrā, 155
Vitamina D, 166

Y

Yoga
Cachorro Olhando para Baixo (*Adho Mukha Śvānāsana*), 128-129
flexão para a frente, 137
flexão para a frente com as pernas afastadas (*Pādottānāsana*), 137-138
Gato Curioso, 133
Postura da Árvore (*Vṛkṣāsana*), 130-131
Postura da Cadeira com rotação de tronco (*Parivṛtta Utkaṭāsana*), 133
Postura da Criança (*Bālāsana*), 135
Postura da Montanha (*Tāḍāsana*), 126-127
Postura da Ponte (*Depada Pidam*), 136
Postura da Vaca (*Bitilāsana*), 132
Postura das pernas para cima na parede (*Viparīta Karaṇī*), 134
Postura do Cadáver (*Śavāsana*), 125 e 142-143
Postura do Gato (*Mārjāryāsana*), 132-133
Saudação ao Sol, 139-141
sobre o, 122-125
Yoga sūtras de Patañjali, Os, 122

AGRADECIMENTOS

Agradeço às seguintes pessoas:

Meus grandes professores vivos na Terra e aqueles vivos em outro plano que me apresentaram ao ayurveda e a um nível mais profundo de meditação, incluindo o doutor David Simon, doutor Deepak Chopra, Amadea Morningstar, doutor John Douillard, doutor Vasant Lad, Jennifer Ayres, Ishwari Johnson e doutor Ramkumar Kutty. Também fui profundamente influenciada pelos ensinamentos dos Vedas, Paramahansa Yogananda, Swami Muktananda, e pelos ensinamentos da meditação judaica do rabino Aryeh Kaplan. Vocês todos trouxeram a mim a lembrança do conhecimento que eu guardo em mim; vocês me ajudaram a descobri-lo e a compartilhá-lo com o mundo. Não estou apenas profundamente grata, como também estou imensamente feliz.

Meus amigos sensitivos, especialmente Aurora Gabriel. Quando eu era apenas dona de uma livraria, eles disseram que me tornaria professora e escritora.

Minha editora, Clara Song Lee, por seus questionamentos, por ter me escutado e pela confiança durante todo o processo.

Quero agradecer a Oprah Winfrey por me contratar como estagiária na WJZ-TV em Baltimore, Maryland, quando eu estava no ensino médio. Gosto de imaginar que ela lançou algum pó mágico sobre mim, pois minha vida tem sido incrivelmente abençoada desde então.

Além disso, gostaria de agradecer Margery Greenfeld Morgan, minha primeira editora, no *Jerusalem Post* em Tel Aviv, que cuidou de mim e me ensinou muito.

Todos os meus clientes da *Breathe Books* e estudantes de ayurveda que me procuraram nos últimos 10 anos, buscando por conselhos e apoio, agradeço muito por terem confiado em mim e no ayurveda para ajudá-los a se curar e a melhorar suas vidas. Por causa de vocês, minha vida também melhorou. Agradeço especialmente àqueles que apoiaram meus esforços ao longo dos anos, incluindo Bill Clarke, Scott Plank e Dana DiCarlo, Jannie Eisenberger, Debby Sugarman e Ross Williams.

Nosso *Sangha* (grupo) de Meditação e Respiração (fundado em 2009) – vocês são uma inspiração semanal para mim. Adoro nossas meditações e, provavelmente, aprendo muito mais com o grupo do que vocês aprendem comigo. Uma reverência profunda de gratidão.

Minha mãe, Bunny Singer, e minhas irmãs, Margery Braver e Ellen Weis, que nunca souberam o que fazer comigo e talvez ainda não saibam! Obrigado por suas dúvidas e questionamentos, e por serem grandes professoras para mim. Amo todas vocês.

Agradeço à minha sogra, Mary Lou Bohlen. Seu apoio incrivelmente generoso me deu espaço, literalmente, para escrever. Todo meu amor a você (e obrigada por seu filho!).

Meu marido, Larry Bohlen, que apareceu em minha livraria um dia quando estávamos na casa dos 40 anos, a idade perfeita para almas gêmeas se conhecerem (nesta vida). Nossas vidas mudaram naquele momento e serão para sempre melhores, mais fortes e felizes por isso. Meu amor por você é ilimitado, infinito e alegre.

Meus três bebês peludos, Ella, Shadow e Joonie. Ella, sua sabedoria de Border Collie/Jack Russell me ensina a nunca desistir e a ser intensa em tudo, incluindo no amor e nas brincadeiras.

Shadow, sua presença linda e graciosa me ensina a ficar em silêncio e a existir no momento presente. E Joonie – meu cachorrinho resgatado na Índia – você me ensinou resiliência, confiança e o que significa viver o amor verdadeiro.

Este livro foi impresso pelo Lar Anália Franco (Grafilar)
nas fontes Brother 1816 e Open Serif,
sobre papel Pólen Bold 90 g/m²
para a Mantra.